H. pylori 陰性
胃がん・胃炎の
内視鏡診断ガイド

最新

編著 河合 隆 東京医科大学消化器内視鏡学 主任教授

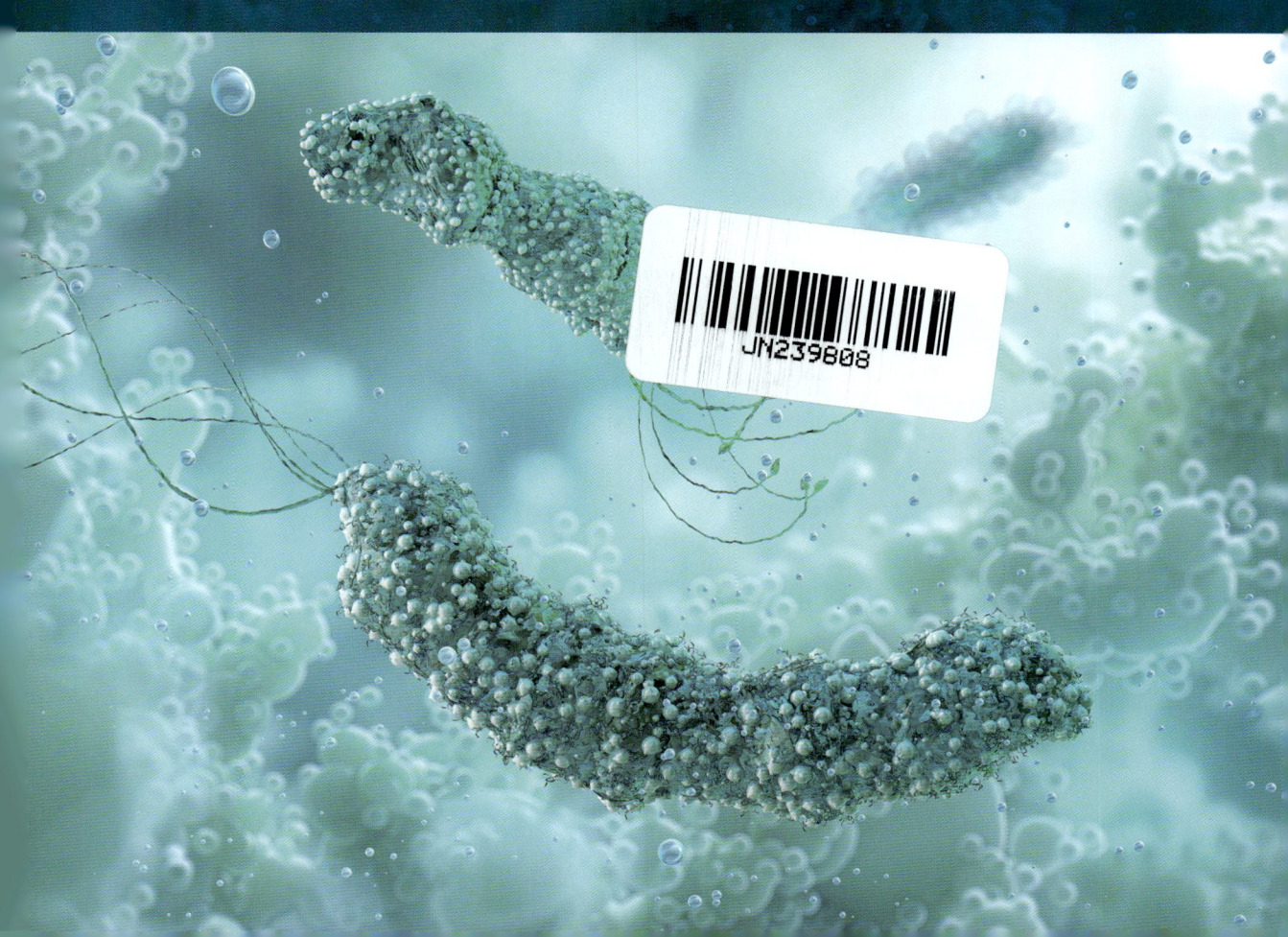

序　文

　1983年にWarrenとMarshallが*H. pylori*の分離培養に成功してから，40年が経過している。当初は，胃内に細菌が感染するはずがなく，胃がんの原因は，遺伝的要因，塩分，喫煙，加齢であり，*H. pylori*感染は関係ないと考える医師が多かった。その後，動物実験にて*H. pylori*感染により胃がんが発生することが報告され，さらに上村直実先生が，実臨床の現場において*H. pylori*感染と胃がんの関係を明らかにし，NEJM誌で報告して世界が大きく変化した。WHOからも，1994年に*H. pylori*は胃がんの明らかな発がん要因であるとの声明が，また2014年に*H. pylori*除菌は胃がん予防の1つの戦略であるとの声明が発信された。その後，わが国を含めて世界で*H. pylori*除菌治療が行われてきた。しかし，*H. pylori*除菌後10～20年経過しても除菌後胃がんの報告は続いている。また近年，細菌学の遺伝子解析が進歩することにより，*H. pylori*感染ばかりでなく，非*H. pylori*感染（口腔内細菌・常在菌）が胃がんの発生に関与することが報告されている。

　本書では，*H. pylori*感染陰性胃がん・胃炎において，非*H. pylori*感染を含めた新たな考え方をまとめた。先生方の外来・検診などの内視鏡診療の一助になれば幸いである。

2024年12月

東京医科大学消化器内視鏡学 主任教授

河合　隆

執筆者一覧

編著者

河合　隆　　東京医科大学消化器内視鏡学 主任教授

執筆者 (執筆順)

杉本光繁　　大分大学グローカル感染症研究センター 教授／
　　　　　　東京医科大学消化器内視鏡学 客員教授

岩田英里　　東京医科大学消化器内視鏡学 臨床講師

永田尚義　　東京医科大学消化器内視鏡学 准教授

隅田ちひろ　湘南鎌倉総合病院消化器病センター 医長

市田親正　　湘南鎌倉総合病院消化器病センター 部長

新倉量太　　東京医科大学消化器内視鏡学 准教授

CONTENTS

序 章

最新の正常胃粘膜から胃がんへの進行プロセスの考え方

　胃発がんの仮説として，慢性胃炎の持続の結果として生じる萎縮性胃炎・腸上皮化生が前がん状態としてがん発生のプロセスを構成する，いわゆる“Correa's cascade”が認知されている[1]。*Helicobacter pylori*（*H. pylori*）感染こそが胃がん発生を惹起する慢性胃炎の主要な原因であり，Correa's cascadeであるgastritis-atrophy-metaplasia-dysplasia-cancer sequenceは*H. pylori*感染により進展すると考えられてきた。

　近年，細菌学の分野において，研究方法の進歩が目覚ましい。次世代シーケンサーを用いた16S rRNA遺伝子塩基配列解析などの新しい分子生物学的手法により詳細な胃粘膜の細菌の同定が可能になったため，*H. pylori*以外の細菌が胃がん発生に果たす役割に関して新たな報告がされている。すなわち，これまでは胃に感染している*H. pylori*のみが正常粘膜から胃がんへの移行に関与すると考えられていたが，近年は*H. pylori*と非*H. pylori*（口腔内細菌・常在菌など）の両者が胃炎から胃がんへの進行に関与していると考えられている。そして，正常胃粘膜から活動性胃炎までは*H. pylori* dependent stage，萎縮性胃炎から胃がんまでは*H. pylori* independent stageとされている[2~6]。

　逆流性食道炎の初期治療および維持療法，さらにアスピリンおよびNSAIDsによる潰瘍予防としてプロトンポンプ阻害薬（proton pump inhibitor；PPI）がガイドライン[7, 8]にて推奨され，長期にわたる使用例が増加している。しかし，以前より，PPI使用患者で非*H. pylori*保有率が上昇するとの報告がある[9]。消化器領域におけるPPI使用の問題点としては，PPIの長期投与に伴う*H. pylori*除菌後胃がんの発生がある。Cheungらは，除菌後のPPI服用者の胃がんリスク比は2.44倍であり，服用期間が1年以上で5.04倍，2年以上で6.65倍，3年以上で8.34倍と，服薬期間依存的なリスクの増大がみられると報告している[10]。Niikuraらは，PPI服用者は非服用者に比べて胃がん発生のハザード比が3.61倍高く，特に軽度の腸上皮化生がみられた症例で16倍と影響が強いという研究結果から，*H. pylori*除菌後に残存する腸上皮化生とPPIが相乗的に胃がんリスクを増大させると報告している[11]。Araiらは，*H. pylori*除菌後のカリウムイオン競合型アシッドブロッカー（potassium-competitive acid blocker；PCAB）が胃がんに及ぼす影響を検討したところ，PCAB使用者の除菌後胃がんの累積発生率は3年後で1.64％，4年後で2.02％，5年後で2.36％であった。PCABの長期使用およびPCABの高用量使用は，胃がんの高発生率と有意に関連していた。また感度分析によると，PCAB使用者の胃がん発症リスクはPPI使用者と同等であったと報告している[12]。Araiらはさらに，異時性胃がんの発生と薬剤使用および臨床因子の関連を評価した。全患者の10.39％（140／1,347例）が

異時性胃がんを発症しており，PPI使用は非使用に比べて異時性胃がんの発生率の増加と有意に関連していた［調整ハザード比（aHR）1.49，95％信頼区間（95％CI）1.05–2.11，$p = 0.024$］。また，*H. pylori* 除菌に使用された抗菌薬以外の抗菌薬の使用は，非使用に比べて異時性胃がんの発生率の低下と有意に関連していた（aHR 0.56，95％CI 0.38-0.85，$p = 0.006$）。さらに，プロバイオティクスの使用も，非使用と比較して異時性胃がんの発生率の低下と有意に関連していた（aHR 0.29，95％CI 0.091-0.91，$p = 0.034$）。結論として，抗菌薬およびプロバイオティクスの使用は，異時性胃がんのリスクの低下と関連していた。これらの所見は，消化管腸内細菌叢が異時性胃がんの発生と関連していることを示唆していると報告している[13]。

　H. pylori 陰性胃がんを考える上で，*H. pylori* 除菌後胃がん，*H. pylori* 未感染胃がんとともに非 *H. pylori* 感染胃がん（特にPPI長期使用時）についても考える必要がある。

　本書においては，以上の点を中心に解説する。

文献

1) Correa P:Human gastric carcinogenesis:a multistep and multifactorial process--First American Cancer Society Award Lecture on Cancer Epidemiology and Prevention. Cancer Res. 1992;52(24):6735-40.
2) Stewart OA, et al:The role of gastric microbiota in gastric cancer. Gut Microbes. 2020;11(5):1220-30.
3) Kadeerhan G, et al:Microbiota alteration at different stages in gastric lesion progression:a population-based study in Linqu, China. Am J Cancer Res. 2021;11(2):561-75.
4) Ferreira RM, et al:Gastric microbial community profiling reveals a dysbiotic cancer-associated microbiota. Gut. 2018;67(2):226-36.
5) Polk DB, et al:Helicobacter pylori:gastric cancer and beyond. Nat Rev Cancer. 2010;10(6):403-14.
6) Coker OO, et al:Mucosal microbiome dysbiosis in gastric carcinogenesis. Gut. 2018;67(6):1024-32.
7) Kamada T, et al:Evidence-based clinical practice guidelines for peptic ulcer disease 2020. J Gastroenterol. 2021;56(4):303-22.
8) Iwakiri K, et al:Evidence-based clinical practice guidelines for gastroesophageal reflux disease 2021. J Gastroenterol. 2022;57(4):267-85.
9) Sanduleanu S, et al:Non-Helicobacter pylori bacterial flora during acid-suppressive therapy: differential findings in gastric juice and gastric mucosa. Aliment Pharmacol Ther. 2001;15(3):379-88.
10) Cheung KS, et al:Long-term proton pump inhibitors and risk of gastric cancer development after treatment for *Helicobacter pylori*:a population-based study. Gut. 2018;67(1):28-35.
11) Niikura R, et al:Long-term proton pump inhibitor use is a risk factor of gastric cancer after treatment for *Helicobacter pylori*:a retrospective cohort analysis. Gut. 2018;67(10):1908-10.
12) Arai J, et al:Association Between Vonoprazan and the Risk of Gastric Cancer After Helicobacter pylori Eradication. Clin Gastroenterol Hepatol. 2024;22(6):1217-25.
13) Arai J, et al:Use of Antibiotics and Probiotics Reduces the Risk of Metachronous Gastric Cancer after Endoscopic Resection. Biology(Basel). 2021;10(6):455.

河合　隆

1

H. pylori 現感染・除菌後・未感染胃がんの割合と内視鏡的特徴

1 | *H. pylori*現感染胃がん

はじめに

　1997年にUemuraらは，*Helicobacter pylori*（*H. pylori*）陽性の胃がんに対して内視鏡的切除術を施行した症例の症例対照研究にて，除菌治療による異時性がんの抑制効果を証明した[1]。その後，*H. pylori*感染の持続者は10年間で約4％に胃がんが発症するが，未感染者では発症しないこと，および胃がん発症における*H. pylori*感染の重要性を報告した[2]。これらの報告を契機に*H. pylori*と胃がんの関連の調査が多数報告され，2000年には消化性潰瘍の症例に対する除菌治療が保険収載された。その後，2013年に*H. pylori*感染胃炎に対する除菌治療が認可された後は，除菌数は2〜2.5倍に激増した[3]。胃がん診療も変革期を迎え，現在では発見される胃がんの多くは除菌後胃がんとなり，現感染胃がんの割合が減少している。ただし，わが国における感染陽性者は依然，総人口の20〜30％もいるため，現状では現感染胃がんを無視することはできない。本項では，わが国における胃がん診療の現状と，*H. pylori*現感染胃がんにおける内視鏡的特徴について概説する。

胃がんの疫学

　国立がん研究センターが運営する「がん情報サービス」の最新がん統計[4]によると，2019年の胃がん罹患数は12万4,319人であり，男性は臓器別で第3位の8万5,325人（138.9人／10万人），女性は第4位の3万8,994人（60.2人／10万人）である。一方，2022年のがん登録・統計による臓器別の胃がんの死亡者数は，男性で第3位の年間2万6,455人（44.6人／10万人），女性は第6位の1万4,256人（22.7人／10万人）と，ここ数年で減少傾向を示している。この死亡者数の減少は欧米諸国と同様であるが，低下する時期が欧米諸国と比較して20〜30年遅れていることが特徴である。その原因は，*H. pylori*感染率の低下が欧米諸国よりも20〜30年遅れていることに起因する可能性がある。

　胃がん発症における*H. pylori*の関与は周知の事実であるが，アジア諸国を中心とした疫学研究では，萎縮性胃炎例からの胃がん発症は，現感染例で272.7（180.4〜322.4）人年／10万人年，内視鏡治療後の異時性がんの発症は，現感染例で1,790.7（406.5〜2,941.2）人年／10万人年と報告されている[5]。萎縮性胃炎例よりも内視鏡治療後の症例のほうが胃がんの発症危険率が高く，このことを考慮すると，複数ある胃がん発症のリスク因子の中で胃がん発症危険度の層別化を行い，効率的に対応することが必要と考えられる。

現感染胃がんの背景胃粘膜の特徴

　現感染胃がんの割合が減少する中で，現感染胃がんの内視鏡診断を行うためには，その特徴を理解することが重要となるが，同時に背景胃粘膜が現感染か否かを診断することも必要となる。数ある内視鏡所見の中で萎縮や腸上皮化生は胃がんのリスク因子として知られ，内視鏡検査や病理組織検査（改訂版シドニー分類，OLGA分類，OLGIM分類）で正確に診断することが求められる。わが国では内視鏡検査を使用した胃炎の京都分類が提唱されており[6]，内視鏡所見の特徴から*H. pylori*の未感染・現感染・既感染を判断する必要がある。

　萎縮や腸上皮化生は除菌後にも残存するため，その所見のみで感染状態を判断することはできない。内視鏡検査で感染評価を行うためには，感染状態別の内視鏡所見の理解が重要となる。現感染の胃粘膜の特徴としては，炎症細胞浸潤に起因するびまん性発赤，粘膜腫脹，粘膜皺襞腫大，白濁粘液が挙げられる。習熟医にとっては現感染の診断は容易であるが，初学者は連続的な発赤の広がりを示すびまん性発赤の診断に苦慮することがあり，注意が必要である。また，検査時に現感染が疑われる際には，迅速ウレアーゼテスト，拡散増幅法，培養検査，病理組織検査などで積極的に感染診断を行い，除菌治療へ誘導することが重要と考えられる。そのためにも，まずは内視鏡検査時に*H. pylori*感染の有無について意識し，かつ感染自体を疑うことが重要となる。

早期胃がんを発見するための内視鏡検査環境：診療ガイドライン

　日本消化器内視鏡学会は，2019年に『早期胃癌の内視鏡診断ガイドライン』[7]を発表した。より良い環境で胃内の内視鏡評価を行うことは，胃がんの検出率の向上に直結するため，同ガイドラインで推奨される内視鏡検査時の環境整備について以下に概説する。消化管の蠕動運動が強く詳細な観察が難しい症例は，臭化ブチルスコラミン，グルカゴン，l-メントール製剤などで蠕動運動を抑制させ，十分な空気量の中で観察する必要がある。実際に蠕動運動抑制薬の使用が胃がんの発見率を向上させるエビデンスはないが，症例を適切に選択して対応する必要がある。また，胃粘膜表面上の泡や粘液は観察の妨げとなり，胃粘膜の微細な変化を見落とす原因となるため，胃内粘液溶解除去剤（プロナーゼやN-アセチルシステイン）や消泡剤（ジメチコン）の併用が推奨される。ランダム化比較試験（randomized controlled trial；RCT）でも，プロナーゼの使用により視認性の改善が証明されている。ただし，胃内粘液溶解除去剤や消泡剤の使用で胃がん発見率が向上するとしたエビデンスはいまだない。

　鎮静薬や鎮痛薬は，内視鏡受診者の不安や不快感を取り除き，意識レベルの低下をきたさずに疼痛を軽減させるため，検査の完遂率や診断精度，治療成績の向上に寄与する。ただし，薬剤投与に伴う合併症予防のため，適切なスタッフの配置と診療環境の整備が必要

となる。また，内視鏡検査時に保険認可されている薬剤が限られる点に留意し，検査後や帰宅時にも回復状態を評価することが重要となる。

　内視鏡検査時間と胃がん発見率の間には，有意な相関がある。そのため，十分な時間をかけて胃内を系統立てて観察することが重要となる。ただし，内視鏡検査の習熟度によって必要な検査時間は異なり，*H. pylori* 感染状態や胃がん既往歴でも異なるため，明確な基準は設定されていない。可能な限り，内視鏡観察の際に盲点をつくらない操作が必要であり，一般的には体部の後壁側（接線方向），胃角から前庭部の後壁，噴門小彎，体部大彎の襞間の観察には注意を払う必要がある。また，施設内での精度管理も重要であり，内視鏡医の技術向上が胃がんの発見率に直結する。

胃がんの拾い上げのための方策

　胃がんの拾い上げのためには，胃がんを疑う病変を指摘することが第一ステップとなる。色調の変化，凹凸の有無，血管透見などに注意しながら評価を行うことが重要である。病変を指摘できた場合には，病変ががんであるか，非がんであるかを内視鏡により質的診断する必要があり，日本消化器内視鏡学会を含む関連3学会合同で提唱された，早期胃がんの拡大内視鏡診断アルゴリズム (magnifying endoscopy simple diagnostic algorithm for early gastric cancer；MESDA-G) に従って行うことが推奨される（**図1**）[8]。がんと非がんの鑑別のためには，最初に病変と正常粘膜の間に境界線 (demarcation line；DL) を引くことが可能か否かを診断し，次に胃粘膜の微小血管構造と表面微細構造の整・不整を評価する vessel plus surface (VS) classification system による評価を行う（**図1**）[8]。なお，MESDA-Gは未分化型胃がんや胃底腺型胃がん，低異型度上皮を伴う除菌後胃がんの場合には，評価に難渋することがあるため，注意が必要となる。

現感染胃がんの内視鏡的特徴

　胃がんは病理組織学的に分化型腺がんと未分化型腺がんに大別されるが，現感染・既感染にかかわらず，腫瘍の形態学的な特徴として，0-Ⅰ型や0-Ⅱa型のような隆起型は分化型腺がんの頻度が高く，未分化型腺がんで隆起型を示すことは少ないことが挙げられる。0-Ⅱc型の分化型腺がんは発赤調を呈することが多く，陥凹境界に微細な棘状を呈すること，陥凹面には凹凸の変化に乏しいことが特徴である。一方，未分化型がんは褪色調を呈することが多く，陥凹内に大小不同の顆粒が観察される。また，分化型がんは萎縮粘膜に加えて腸上皮化生が病変周囲に観察される場合が多いことも特徴と言える。ただし，除菌後胃がんは萎縮粘膜の改善後に発症することもあるため，見かけ上の非萎縮領域に認める場合があり，この点が現感染胃がんとの違いと言える。

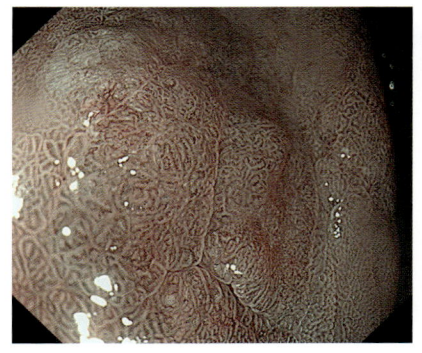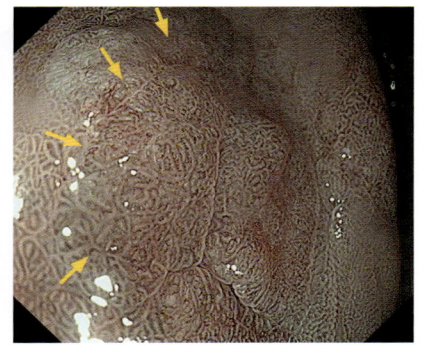

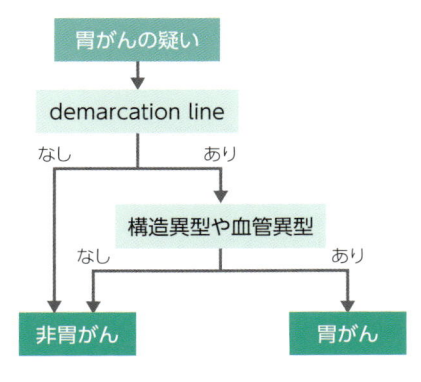

診療のポイント

1. 胃腫瘍の可能性がある病変を指摘するためには
   ・注意深い内視鏡観察を基本姿勢とする
   ・色調や陥凹隆起，構造のわずかな変化に注目する
2. 腫瘍と正常の境界である "demarcation line (DL)" を評価する
3. DLを確認した後には，構造異型や血管異型の有無をNBI拡大観察で確認する
4. 未分化型がんや胃底腺胃がんなど，このフローチャートには合致しない病変があることを理解する

図1 早期胃がんの拡大内視鏡診断アルゴリズム (MESDA-G)

黄色矢印：腫瘍と非腫瘍の境界線 (DL)

(文献8より改変引用)

　現感染胃がんと除菌後胃がんには形態学的に異なる特徴があるが，その違いは背景胃粘膜の状態の違いによって引き起こされる（**図2～4**）。現感染胃がんは除菌後胃がんと比較して未分化型腺がんの占める割合が多く，腸型あるいは腸型優位がんを多く認める特徴を持つ。また，現感染胃がんでは萎縮粘膜や腸上皮化生の周囲に認めることが多いため，その部位を慎重に評価することが重要である。さらに腫瘍の大きさは，除菌後胃がんの症例で小型が多いという報告が多い。これは，除菌後に内視鏡健診などを定期的に受診する症例が多いことに起因している可能性が考えられているが，現感染胃がんも内視鏡検診などを定期的に受診している症例では小型で発見されるため，内視鏡検査の前には胃がん検診の受診歴を確認することは重要と考えられる。

　また，前述のように，現感染胃がんの背景胃粘膜は炎症細胞浸潤に伴い「発赤」や「浮腫性変化」がみられ，びまん性発赤，粘膜腫脹，白濁粘液，鳥肌胃炎，皺襞腫大などが併存する。そのため胃がん自体も炎症の波及に伴う変化があり，除菌後胃がんとの鑑別点として考えられている。特に鳥肌胃炎や皺襞腫大は胃粘膜の炎症反応が強く，未分化型腺がんとの関連が報告されており，観察時にそのような内視鏡所見を認めた際には，未分化型腺がんを意識した内視鏡観察が必要となる。

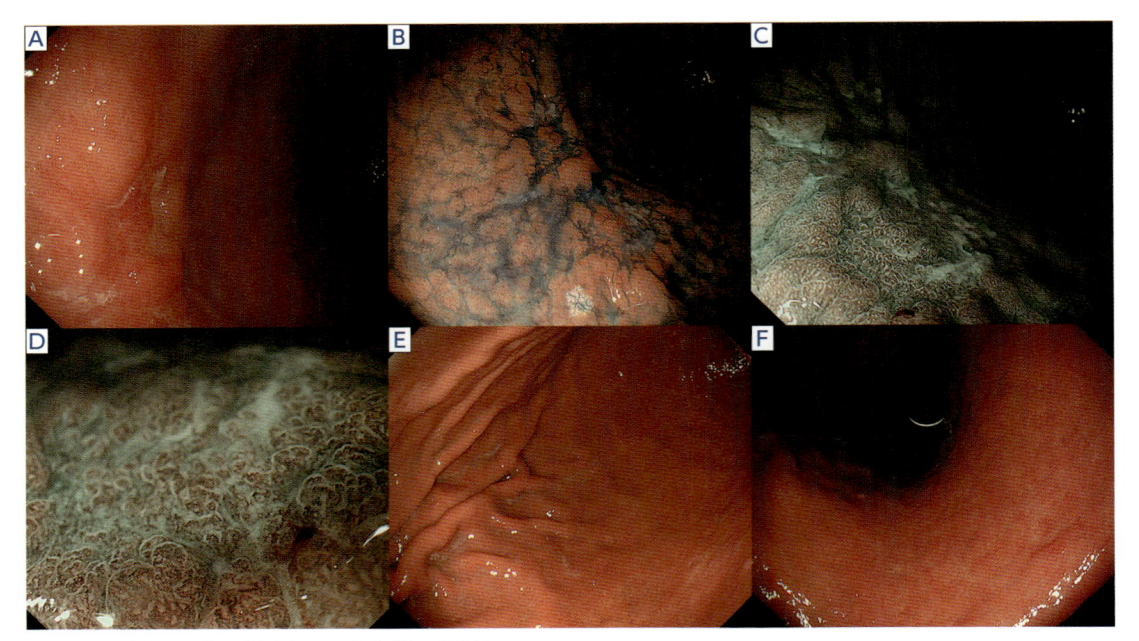

図2　現感染胃がん（症例1：60歳代，男性）
胃角部前壁側より大彎にかけて広がる0-Ⅱc型の高分化型腺がん
ESD所見：腫瘍径27×19mm，0-Ⅱc，pT1a（M），tub1＞tub2，T1a，UL0，Ly0，v0，pHM0，pVM0
A：WLI像，B：インジゴカルミン散布像，C：NBI像，D：NBI拡大像，E：背景胃粘膜の浮腫像，びまん性発赤像，粘稠な粘液の付着を認める，F：胃角部〜胃体部小彎の萎縮粘膜像とびまん性発赤像を認める

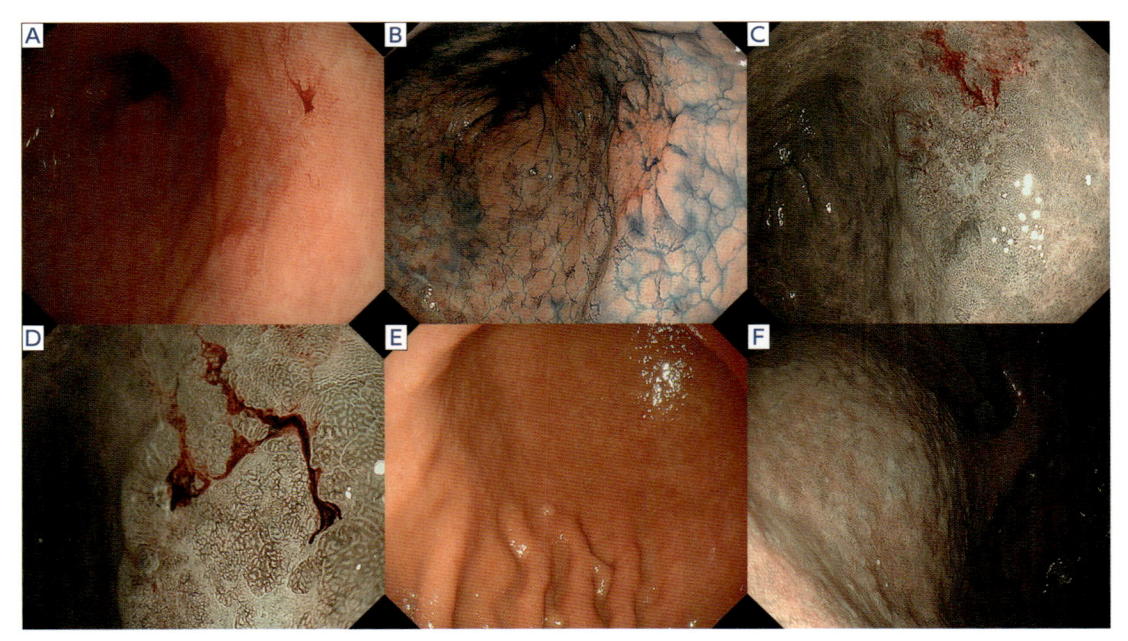

図3　現感染胃がん（症例2：70歳代，男性）
前庭部後壁側（局在），12mm大，0-Ⅱc型の高分化型腺がん
ESD所見：腫瘍径12×11mm，0-Ⅱc，pT1a（M），tub1＞tub2，T1a，UL0，Ly0，v0，pHM0，pVM0
A：WLI像，B：インジゴカルミン散布像，C：NBI像，D：NBI拡大像，E：背景胃粘膜の浮腫像とびまん性発赤像を認める，F：胃体部には腸上皮化生が広がる

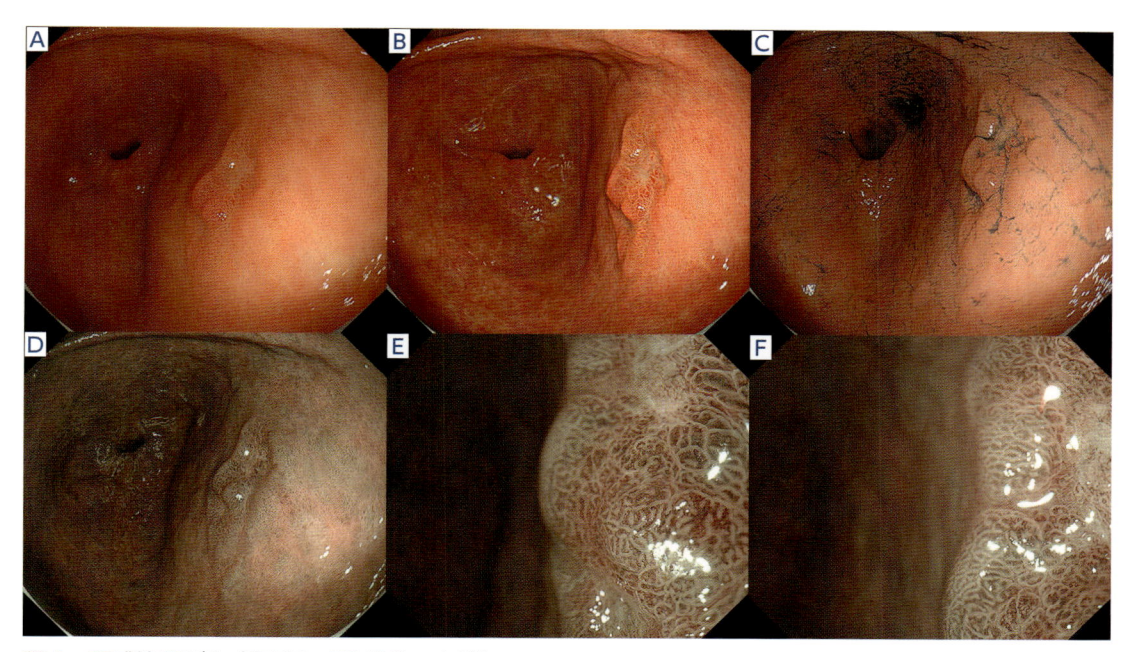

図4 現感染胃がん（症例3：70歳代，女性）

前庭部後壁側（局在），15mm大，0-Ⅱc型の高分化型腺がん
ESD所見：腫瘍径8×7mm，0-Ⅱc，pT1a（M），tub1＞tub2，T1a，UL0，Ly0，v0，pHM0，pVM0
A：WLI像，B：TXI像（mode 1），C：インジゴカルミン散布像，D：NBI像，E・F：NBI拡大像

画像強調内視鏡観察と現感染胃がん

　　内視鏡観察法は白色光（white light imaging；WLI）観察，画像強調内視鏡（image enhanced endoscopy；IEE）観察，拡大内視鏡観察，顕微鏡内視鏡観察，断層イメージングに分類される。現在，胃の内視鏡観察はWLIが基本であるが，医療技術の進歩に伴い，narrow band imaging（NBI）やblue laser imaging（BLI），linked color imaging（LCI），texture and color enhancement imaging（TXI）などの新たな内視鏡観察法（光デジタル法）であるIEEが開発された。多くの研究者より，WLIよりもIEEを使用したスクリーニングのほうが，胃がんや前がん病変の検出率が向上することが報告されている[7, 9]。またIEEの中でもNBIは，拡大観察を併用することで早期胃がんの質的診断が格段に向上することが示されている。Ezoeらは，1cm以下の胃陥凹型の病変を対象に，がんと非がんを鑑別する多施設共同RCTを行い，NBI拡大観察の正診率は90.4%，感度60.0%，特異度94.3%と，NBI拡大観察の有用性を報告した[10]。また，WLIとNBI拡大観察の質的診断能を比較したメタアナリシスでは，WLI単独よりもNBI拡大観察を行うことで胃がんの検出率が向上することが示されている[11]。そのため，内視鏡スクリーニングには適宜IEEを使用した観察を行い，拡大NBIあるいは拡大BLIを併用した評価

が必須と考えられる。

　早期胃がんの外科的切除あるいは内視鏡的切除にて根治を得るためには，厳密な腫瘍の範囲診断を行う必要がある。従来，早期胃がんの浸潤範囲診断にはWLI観察に加え，インジゴカルミン色素法が広く行われてきた。インジゴカルミンは，粘膜表面の陥凹部にとどまることで腫瘍粘膜の微細な凹凸を強調して表面構造の変化を明瞭化するとともに，がんと非がん粘膜の境界の範囲診断能を向上させるのに有効である。ただし，色素法のみでは，20%の症例で浸潤範囲診断を行うことは困難と言われているが，NBI拡大観察の追加で，色素法単独で診断できなかった腫瘍の72.6%で浸潤範囲の正診が可能になったと報告されている[12]。

まとめ

▶ *H. pylori*現感染胃がんの内視鏡的評価には，WLI観察に加えて適切にIEE評価を追加することが重要である。

▶ スクリーニング検査時には，胃がん発症のリスク評価とリスクの層別化を行うことが求められるが，現感染胃がんの特徴を理解し，背景胃粘膜の評価も同時に行いながら，内視鏡検査時に現感染胃がんの発症しやすい箇所を特に慎重に評価することが重要となる。

▶ 今後，*H. pylori*の感染率が低下する中で胃がんの発症率も徐々に低下することが予想されるが，現感染胃がんと除菌後胃がんの臨床的特徴の違いをとらえて，的確な診療を行うことが重要である。

文献

1) Uemura N, et al:Effect of *Helicobacter pylori* eradication on subsequent development of cancer after endoscopic resection of early gastric cancer. Cancer Epidemiol Biomarkers Prev. 1997;6(8):639-42.
2) Uemura N, et al:*Helicobacter pylori* infection and the development of gastric cancer. N Engl J Med. 2001;345(11):784-9.
3) Tsuda M, et al:Effect on *Helicobacter pylori* eradication therapy against gastric cancer in Japan. Helicobacter. 2017;22(5):e12415.
4) 国立がん研究センター がん情報サービス：最新がん統計.
[https://ganjoho.jp/reg_stat/statistics/stat/summary.html](2024年11月22日閲覧)
5) Sugimoto M, et al:Chemoprevention of gastric cancer development after *Helicobacter pylori* eradication therapy in an East Asian population:Meta-analysis. World J Gastroenterol. 2020;26(15):1820-40.
6) Sugimoto M, et al:Efficacy of the Kyoto classification of gastritis in identifying patients at high risk for gastric cancer. Intern Med. 2017;56(6):579-86.
7) 八尾建史, 他：早期胃癌の内視鏡診断ガイドライン. Gastroenterol Endosc. 2019;61(6):1283-319.
8) Muto M, et al:Magnifying endoscopy simple diagnostic algorithm for early gastric cancer (MESDA-G). Dig Endosc. 2016;28(4):379-93.

9) Sugimoto M, et al:Efficacy of high-vision transnasal endoscopy using texture and colour enhancement imaging and narrow-band imaging to evaluate gastritis:a randomized controlled trial. Ann Med. 2022;54(1):1004-13.

10) Ezoe Y, et al:Magnifying narrowband imaging is more accurate than conventional white-light imaging in diagnosis of gastric mucosal cancer. Gastroenterology. 2011;140(6):2017-25.

11) Zhang Q, et al:Comparison of the diagnostic efficacy of white light endoscopy and magnifying endoscopy with narrow band imaging for early gastric cancer:a meta-analysis. Gastric Cancer. 2016;19(2):543-52.

12) Nagahama T, et al:Delineation of the extent of early gastric cancer by magnifying narrow-band imaging and chromoendoscopy:a multicenter randomized controlled trial. Endoscopy. 2018;50(6):566-76.

杉本光繁

2 | *H. pylori* 除菌後胃がん

はじめに

　　わが国は韓国や中国と並んで世界有数の胃がん罹患率が高い地域であり，胃がん撲滅のためには積極的な対策が必要となる。*Helicobacter pylori*（*H. pylori*）感染者に対する除菌治療により，胃がんの発症リスクが40〜60％ほど軽減することが知られており，胃がん予防のために*H. pylori*除菌治療が盛んに行われている。胃がんは，生活環境因子，*H. pylori*の菌側の因子，患者個々の遺伝学的な因子など多くの要因が関与して発症することが知られている。効率的な胃がん予防のためには，除菌治療に加えて，胃がん発症に関わる多くの要因に対して適切な対策をとることが必要となる。臨床の現場では，除菌治療の普及により胃がんの死亡者数は減少の一途をたどっているものの，除菌治療のみでは100％の予防は期待できないため，除菌後のサーベイランスを含めた対策も重要となる。現在，わが国で発見される胃がんの特徴として，現感染胃がんの割合が減少傾向を示し，除菌後胃がんが大半を占めるようになっている。本項では，特に除菌後胃がんの内視鏡的な特徴や診療の現場で重要となるポイントについて概説する。

H. pylori 除菌治療後の胃内環境と胃がん発症リスクの変化

　　わが国で行われた除菌後最長21.4年（平均7.4年）の長期経過の評価では，除菌後胃がんの発症率は年率0.35％であった（軽度萎縮0.15％，中等度萎縮0.29％，高度萎縮0.67％）[1]。胃がん発症のリスクが高い内視鏡治療後の症例を対象とした前向き多施設ランダム化比較試験（randomized controlled trial；RCT）では，3年間の除菌治療後の経過観察で除菌治療により異時性胃がん発症のハザード比が0.339（95％ CI 0.157-0.729）に抑制されることが示された[2]。また，韓国で行われたRCTでも，5.9年間の観察期間で異時性胃がんの発症率は除菌群で7.2％，プラセボ群で13.4％であり，ハザード比が0.50（95％ CI 0.26-0.94）と，わが国以外の検討でも同様の結果が証明された[3]。さらに，メタアナリシスでは，胃がん発症のハザード比は胃がんの既往歴のない萎縮性胃炎の症例で0.67（95％ CI 0.47-0.96），胃がんの治療歴のある異時性胃がんの症例で0.51（95％ CI 0.36-0.73）と，除菌治療により40〜60％の胃がん予防効果を認めた[4]。以前は，胃がんの既往歴の有無で抑制効果が異なる可能性が示されたが，初発がんでも異時性がんでも抑制効果は同等と考えられる[4]。

除菌後胃がんのリスクは萎縮や腸上皮化生の進展度で異なるため[1,5]，欧州の消化器関連学会によるManagement of epithelial precancerous conditions and lesions in the stomach（MAPS II）ガイドラインでも，萎縮，腸上皮化生，異形成のある症例や胃がんの家族歴のある症例には，継続的なサーベイランスを推奨している[6]。除菌後胃がんはサーベイランス内視鏡で発見されることが多いが，多数の報告で除菌後胃がんは比較的小型の分化型腺がんで発見されることが主体であるとされている。病理組織学的特徴として，分化型腺がんは特に除菌後10年以内の症例で発症することが多く，10年以降では未分化型腺がんが発症する割合が徐々に増加することが報告された[1]。未分化型腺がんは前庭部で認めることが多く，除菌前の萎縮程度は軽度〜中等度であることが特徴とされる[1]。ただし，除菌後に長期経過観察を行った同様の検討はいまだ少なく，実際に除菌後10年以降に未分化型腺がんの発症が増加傾向を示すか否かについては慎重に検討していく必要がある。

　筆者らは10年以上の内視鏡評価を継続した症例の胃がんリスクの変化を検討し，胃炎の京都分類スコアや萎縮スコアは経過の中で改善するものの，同じ胃がんリスク要因の腸上皮化生スコアには変化を認めないことを報告した（**図1**）[7]。また，除菌後のスコアの改善度が乏しい症例や除菌治療前にリスクスコアが高い症例は，除菌後胃がんが発症するリスクが高く，そのような症例には除菌後のサーベイランスが特に重要と考えられる。

　除菌後胃がんの発育様式の特徴として，分化型腺がんの進展は遅く，ダブリングタイムは約17カ月である。現在，多くの報告で除菌治療後1年以内に発見された胃がんは除菌後胃がんの範疇から外されるが，そのような症例の大半は除菌治療時に既に胃がんが存在していた可能性が高い。そのため，純粋に除菌治療後に発症した除菌後胃がんの診断を考える上で，除菌治療後の胃がん発症時期のカットオフラインをどこに設定するかにより検討結果が変わる可能性があり，今後，その点を明らかにする検討が必要と考えられる。

地図状発赤

　地図状発赤は，除菌治療後の既感染例で認める特徴的な内視鏡所見のひとつである。*H. pylori*の持続感染によって生じた胃粘膜の発赤が除菌治療により消退するため，萎縮がない胃底腺領域が白色調となり，萎縮領域や腸上皮化生にのみ発赤が残存するため，色調逆転現象として地図状発赤が観察されると考えられている（**図2**）。地図状発赤の境界は白色光（white light imaging；WLI）観察でも比較的明瞭であり，範囲や形態などが多彩であることが特徴と言える。ただし，WLI時と比較してlinked color imaging（LCI）や他の画像強調内視鏡（image enhanced endoscopy；IEE）観察時のほうが地図状発赤の診断能が有意に高いとした報告[8]もあり，効率の良い観察方法を適切に選択する必要がある。

　地図状発赤は，除菌治療時に萎縮や腸上皮化生が高度な症例で認めることが多く，病理

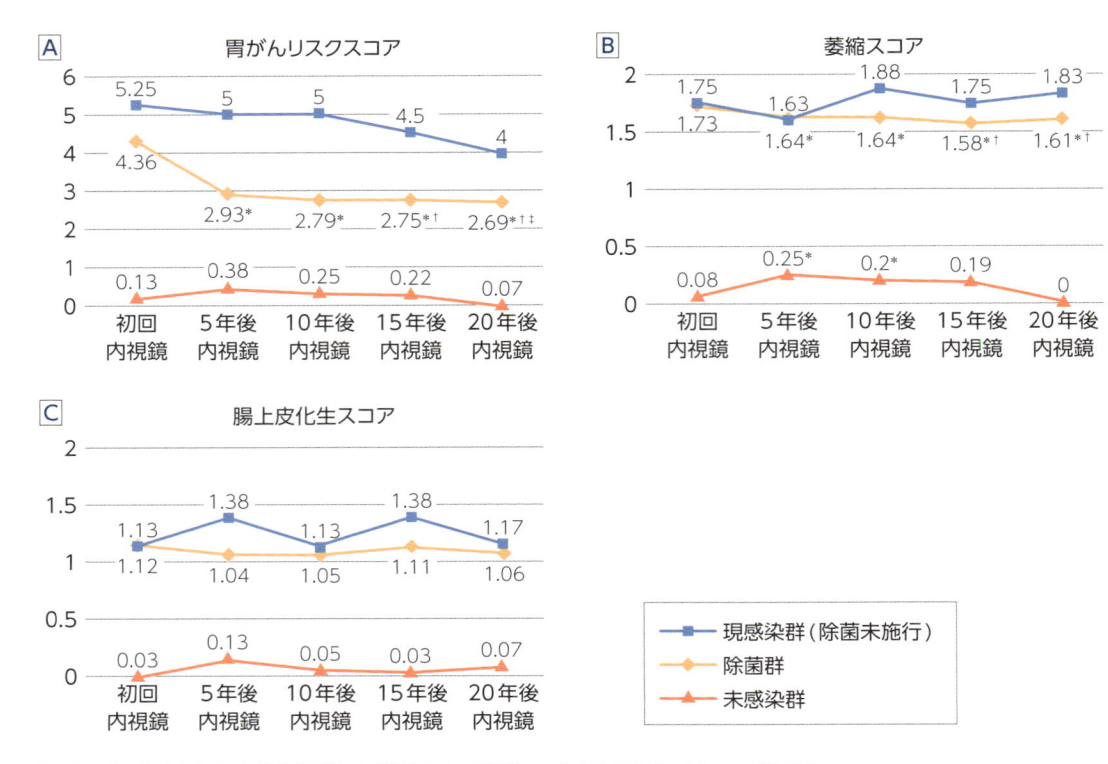

図1 10年以上の内視鏡評価を継続した症例における胃がんリスクの変化

A：胃がんリスクスコア（胃炎の京都分類）
B：萎縮スコア
C：腸上皮化生スコア
現感染群と未感染群は10年間の経過観察で胃がんリスクスコアや萎縮・腸上皮化生スコアに変化は認めないが，除菌群では胃がんリスクスコアと萎縮スコアに改善傾向を認める
＊：$p < 0.05$ vs. 初回内視鏡時，†：vs. 5年後内視鏡時，‡：vs. 10年後内視鏡時　　　　　　（文献7より作成）

組織学的に腸上皮化生であることも併せて除菌後胃がん発症のリスク因子である。筆者らの検討では，除菌治療後1年での地図状発赤の出現率は25.3％（95％ CI 20.7-30.4）であり，酸分泌抑制薬を内服しており，腸上皮化生が高度な症例で発症のリスクが高かった[9]。また，現感染胃がんに対して内視鏡治療を施行した後に除菌治療を施行した症例で地図状発赤を認める場合が多いことからも，胃がんのリスク要因であることは間違いない[9]。さらに，地図状発赤の出現は除菌後の経過の中で徐々に増加することも報告されており，除菌後の経過時期で胃がん発症のリスクは変化していく可能性が予想される[7]。

除菌後胃がんの内視鏡的特徴

内視鏡検査の施行時には，胃炎の京都分類に記載されている*H. pylori*の感染状態を予測する内視鏡所見を参考にしながら，感染状態を評価することが重要となる。除菌後状態

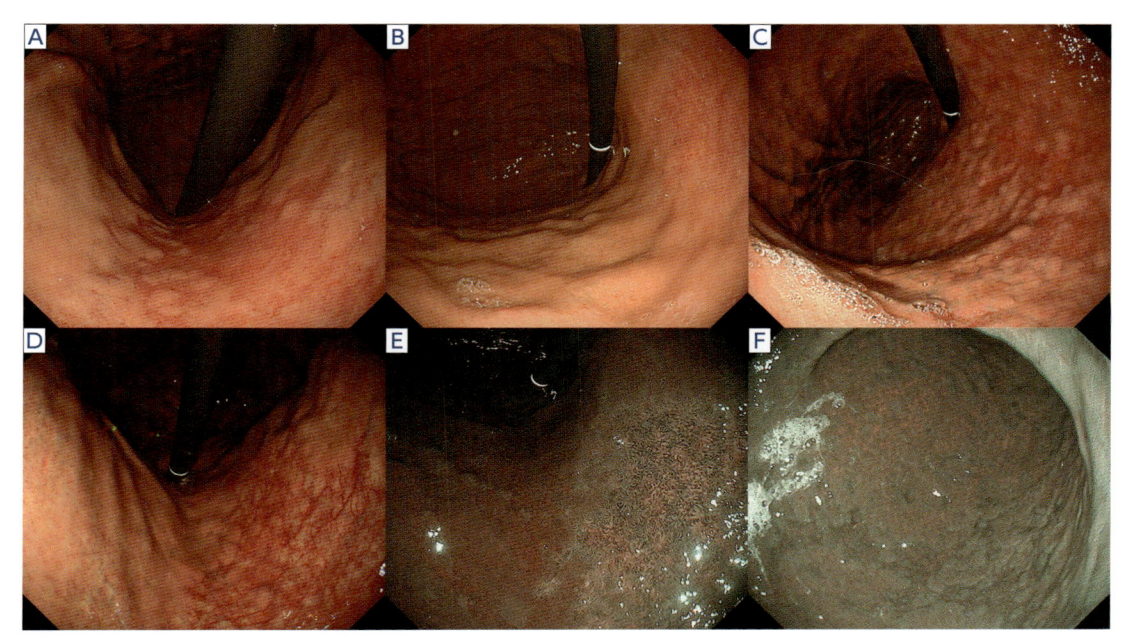

図2　地図状発赤

A, B：WLI像
C, D：TXI像 (mode 2)
E, F：NBI像

を示唆する内視鏡所見を認めた場合には，除菌後に発症する胃がん自体の特徴を理解した上で内視鏡スクリーニング検査を行う必要がある。病理組織学的な現感染胃がんと除菌後胃がんの違いは，除菌後胃がんは現感染胃がんに比較して分化型腺がん，あるいは分化型腺がん優位型の比率が高いことであり，内視鏡観察では10mm前後の小型の発赤陥凹型として認めることが多い[10]（**図3～5**）。貝瀬らの報告[11]では，内視鏡的粘膜下層剥離術（endoscopic submucosal dissection；ESD）を施行した分化型腺がん636例の中で，現感染胃がんは隆起型48％，平坦陥凹型52％であり，除菌後胃がんでは隆起型30％，平坦陥凹型70％であった。また，未分化型腺がんの場合は，現感染胃がんの大半が0-Ⅱc型であるが，除菌後胃がんでは0-Ⅱc型と0-Ⅱb型が半々の割合であった。また，腫瘍の大きさも，前述のように除菌後胃がんの場合は発見時には10mm前後の小型であることが報告されているが，これは除菌治療が動機づけとなり内視鏡検診などを定期的に受診する症例が増え，腫瘍自体が増大する前に診断されることが増加したためと考えられる。

　一般的に内視鏡診断が困難と考えられる胃がんは，小型病変で，周囲粘膜と高低差が少なく，色調の差が乏しい腫瘍，地図状発赤内に生じる腫瘍（**図6**）[12]，斑状発赤に生じる腫瘍などが挙げられる。除菌後胃がんは現感染胃がんとは異なり，腫瘍腺管内に非腫瘍腺管が混在する場合や，異型度の低い上皮が腫瘍の表面を覆うことがあり，WLIのみでの評価では質的な診断が困難となることがある。この胃がん表層部に出現する異型度の低い

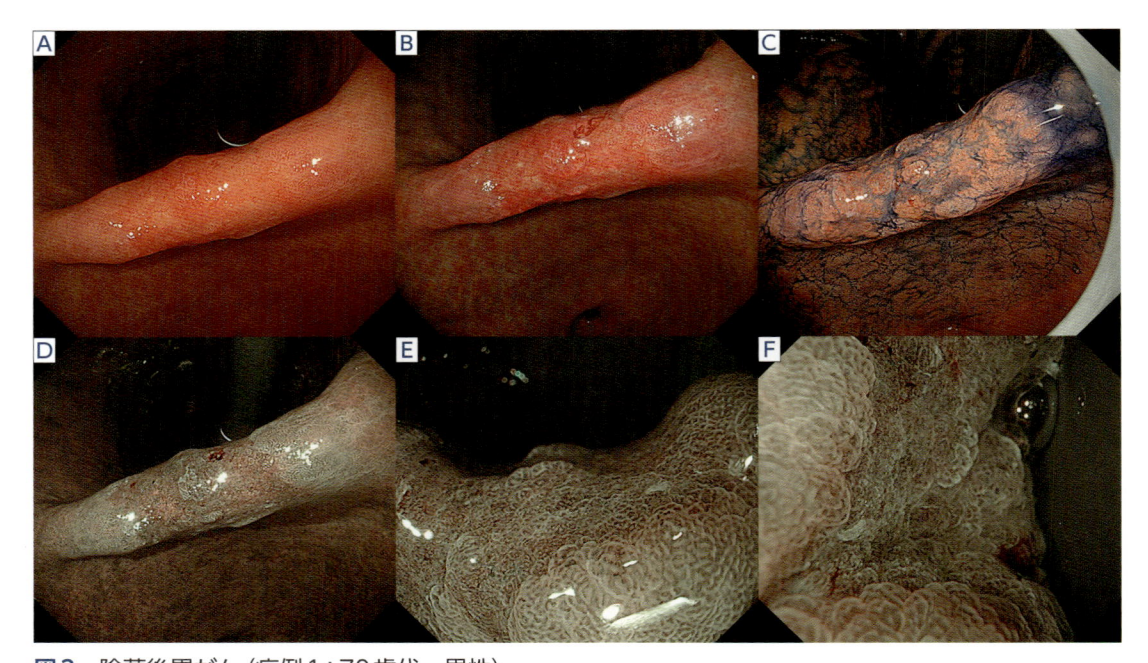

図3　除菌後胃がん（症例1：70歳代，男性）

胃角部小彎，25mm大，0-Ⅱa+Ⅱc型の高分化型腺がん
A：WLI像，B：TXI像（mode 1），C：インジゴカルミン散布像，D：NBI像，E・F：NBI拡大像

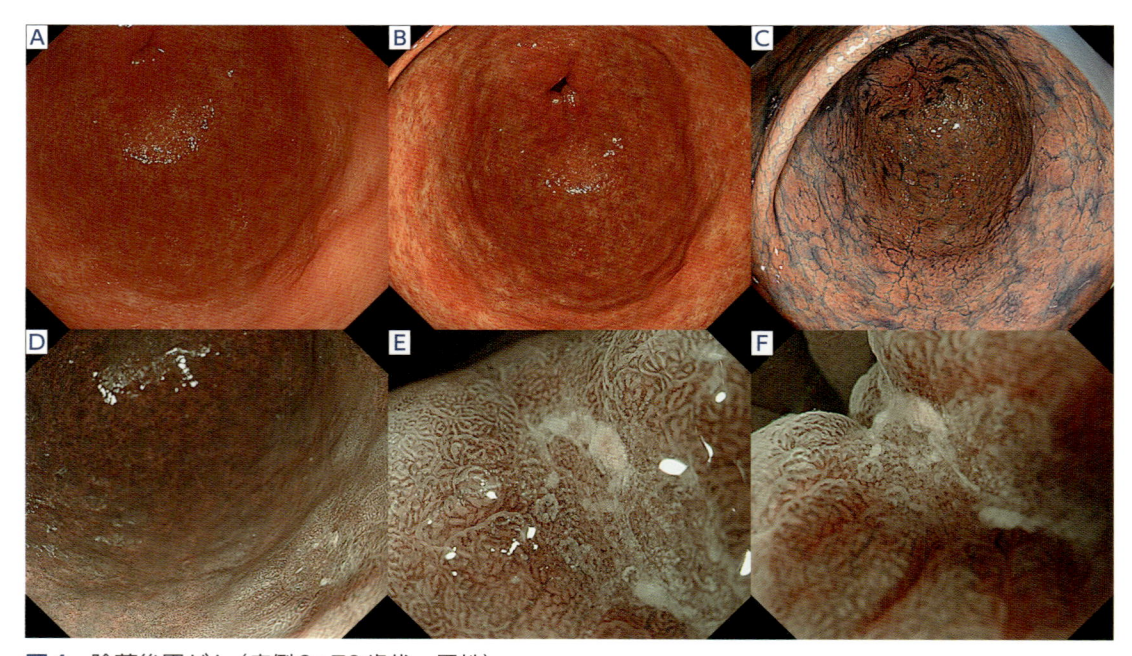

図4　除菌後胃がん（症例2：70歳代，男性）

胃前庭部大彎後壁側，15mm大，0-Ⅱa+Ⅱc型の高分化型腺がん
周囲に腸上皮化生が目立つ
A：WLI像，B：TXI像（mode 1），C：インジゴカルミン散布像，D：NBI像，E・F：NBI拡大像

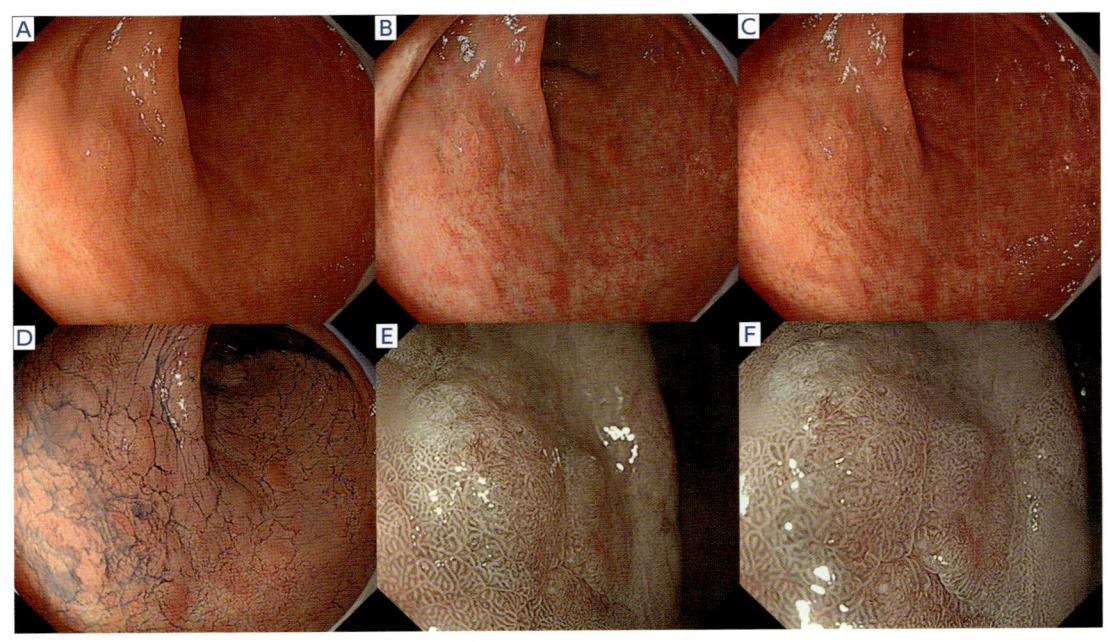

図5 除菌後胃がん（症例3：80歳代，女性）

胃体下部前壁側，25mm大，0-Ⅱa型の高分化型腺がん
WLI時やTXI時には腫瘍の境界の同定は難渋するも，NBI時に評価が可能となる
A：WLI像
B：TXI像（mode 1）
C：TXI像（mode 2）
D：インジゴカルミン散布像
E：NBI像
F：NBI弱拡大像

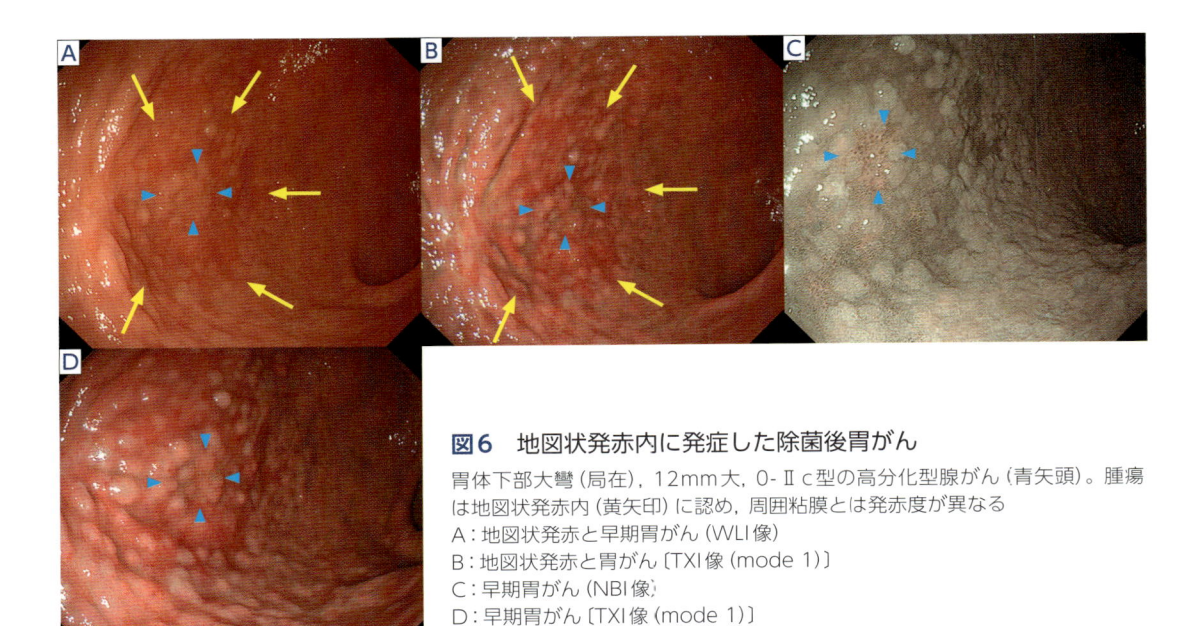

図6 地図状発赤内に発症した除菌後胃がん

胃体下部大彎（局在），12mm大，0-Ⅱc型の高分化型腺がん（青矢頭）。腫瘍は地図状発赤内（黄矢印）に認め，周囲粘膜とは発赤度が異なる
A：地図状発赤と早期胃がん（WLI像）
B：地図状発赤と胃がん〔TXI像（mode 1）〕
C：早期胃がん（NBI像）
D：早期胃がん〔TXI像（mode 1）〕

（文献12より引用）

上皮は除菌後胃がんの特徴のひとつであり，低異型度上皮 (epithelium with low-grade atypia；ELA) や非がん上皮 (non-neoplastic epithelium；NE) と呼称される[13]。この上皮は腫瘍の一部として進展しているのか非腫瘍なのかが議論されているが，ELA に認めた DNA の変異は胃がんに認めた変異と同一であることから，ELA は胃がんに由来し，胃がん表層部に進展した上皮である可能性が示唆されている[14]。腫瘍の評価においては，表面構造や血管異型を詳細に評価するとともに，腫瘍と正常粘膜との境界を明らかにする必要があるが，ELA の存在によりその評価に難渋する場合がある。ただし，除菌後胃がんの内視鏡診断時には，基本的には現感染胃がんと同様に日本内視鏡学会が提唱する拡大内視鏡診断アルゴリズム (magnifying endoscopy simple diagnostic algorithm for early gastric cancer；MESDA-G) に沿って行うことが適切と考えられる。

また，腫瘍の局在も，現感染胃がんと除菌後胃がんで異なることが示されている。現感染胃がんでは萎縮粘膜や腸上皮化生の周囲に認めることが多いが，除菌後胃がんは非萎縮領域でも発見されることが特徴と言える。これは除菌後の経過の中で胃粘膜の炎症所見が改善して萎縮性変化が回復した結果，見かけ上，非萎縮領域に胃がんが発見されたように観察されるためである。したがって，内視鏡施行時には，その点にも留意してサーベイランスを行う必要がある。

除菌後に発症する未分化型腺がんは前庭部に認めることが多く，これは現感染時に発症する胃がんでは胃体部に多いこととの相違点である。肉眼型は現感染胃がん，除菌後胃がんともに平坦・陥凹型が大半を占め，*H. pylori* の感染状態で肉眼型が異なる分化型腺がんとの違いと考えられる。また，色調は未感染胃がんでは大半が褪色調であるが，除菌後胃がん例では現感染例と同様に発赤調のものと褪色調のものが存在することが特徴と言える。病理組織学的な評価でも，未感染胃がん例では印環細胞のみで形成されるがんが多いが，除菌後胃がん例では印環細胞に加えて未分化型の腺がんが混在することが多い。

画像強調内視鏡観察と除菌後胃がん

近年，内視鏡機器の進歩により narrow band imaging (NBI) や blue laser imaging (BLI)，LCI，texture and color enhancement imaging (TXI) などの新たな内視鏡観察法である IEE 観察が開発された。前述のように，除菌後胃がんには異型度の低い上皮が腫瘍の表面を覆うことがあり，WLI のみの評価では質的診断が困難となる場合があるため，IEE を併用して観察することで，胃炎の評価，および胃がんや前がん病変の検出率が向上することが報告されている[15]。ただし，境界線 (demarcation line；DL) が不明瞭な症例を経験することがあり，腫瘍の評価には表面の腺管構造や血管異型を詳細に評価することが必要となる。

> ▶ 今後，*H. pylori*の感染率が低下する中で胃がんの発症率も徐々に低下することが予想されるが，胃がんの中でも除菌後胃がんの比率は増加するため，除菌後胃がんの臨床的特徴をとらえて的確な診療を行うことが重要となる。
> ▶ 除菌後胃がんも現感染胃がんと同様に萎縮と腸上皮化生を正しく評価することが重要であり，WLIに加えて適切にIEEによる評価を行うことが必要である。

文献

1) Take S, et al:Risk of gastric cancer in the second decade of follow-up after *Helicobacter pylori* eradication. J Gastroenterol. 2020;55(3):281-8.

2) Fukase K, et al:Effect of eradication of *Helicobacter pylori* on incidence of metachronous gastric carcinoma after endoscopic resection of early gastric cancer:an open-label, randomised controlled trial. Lancet. 2008;372(9636):392-7.

3) Choi IJ, et al:*Helicobacter pylori* Therapy for the Prevention of Metachronous Gastric Cancer. N Engl J Med. 2018;378(12):1085-95.

4) Sugimoto M, et al:Chemoprevention of gastric cancer development after *Helicobacter pylori* eradication therapy in an East Asian population:Meta-analysis. World J Gastroenterol. 2020;26(15):1820-40.

5) Sugimoto M, et al:Efficacy of the Kyoto Classification of gastritis in identifying patients at high risk for gastric cancer. Intern Med. 2017;56(6):579-86.

6) Pimentel-Nunes P, et al:Management of epithelial precancerous conditions and lesions in the stomach (MAPS II):European Society of Gastrointestinal Endoscopy (ESGE), European Helicobacter and Microbiota Study Group (EHMSG), European Society of Pathology (ESP), and Sociedade Portuguesa de Endoscopia Digestiva (SPED) guideline update 2019. Endoscopy. 2019;51(4):365-88.

7) Iwata E, et al:Long-term endoscopic gastric mucosal changes up to 20 years after *Helicobacter pylori* eradication therapy. Sci Rep. 2024;14(1):13003.

8) Majima A, et al:Linked color imaging identifies important risk factors associated with gastric cancer after successful eradication of *Helicobacter pylori*. Gastrointest Endosc. 2019;90(5):763-9.

9) Matsumoto S, et al:Risk of map-like redness development after eradication therapy for *Helicobacter pylori* infection. Helicobacter. 2024;29(1):e13046.

10) Kotachi T, et al:Clinical significance of reddish depressed lesions observed in the gastric mucosa after *Helicobacter pylori* eradication. Digestion. 2018;98(1):48-55.

11) 貝瀬　満, 他:除菌後分化型腺癌の内視鏡診断. 消内視鏡. 2022;34(2):175-83.

12) Sugimoto M, et al:Using texture and colour enhancement imaging to evaluate gastrointestinal diseases in clinical practice:a review. Ann Med. 2022;54(1):3315-32.

13) Ito M, et al:Morphological changes in human gastric tumours after eradication therapy of *Helicobacter pylori* in a short-term follow-up. Aliment Pharmacol Ther. 2005;21(5):559-66.

14) Masuda K, et al:Genomic landscape of epithelium with low-grade atypia on gastric cancer after *Helicobacter pylori* eradiation therapy. J Gastroenterol. 2019;54(10):907-15.

15) Sugimoto M, et al:Efficacy of high-vision transnasal endoscopy using texture and colour enhancement imaging and narrow-band imaging to evaluate gastritis:a randomized controlled trial. Ann Med. 2022;54(1):1004-13.

杉本光繁

3 | *H. pylori* 未感染胃がん

はじめに

　　胃がん発症の最大のリスク因子は *Helicobacter pylori*（*H. pylori*）の感染であるため，長年にわたり胃がん診療のターゲットは *H. pylori* 感染者への対策であり，*H. pylori* 現感染者の拾い上げと適切な除菌治療，そして除菌治療後の経年的なサーベイランスが中心を担ってきた。除菌治療に対する保険適用の拡大により，わが国における *H. pylori* 感染率は徐々に低下しているが，従来稀と考えられてきた *H. pylori* 未感染胃がんが発見される数が相対的に増加してきている。未感染胃がんは食道胃接合部に発生する腺がん，胃体上部〜中部の胃底腺領域に好発する胃型形質の低異型度腺がん，胃角部〜前庭部の胃底腺と幽門腺の境界領域に好発する未分化型腺がん（主に印環細胞がん），前庭部領域に好発する腸型形質を持つ分化型腺がんに大別される（**表1**，**図1**，**2**[1]）。他には家族性大腸腺腫症や遺伝性びまん性胃がんなどの遺伝関連がんや，Epstein-Barr（EB）ウイルス関連胃がんなどがある。*H. pylori* 総除菌時代からポスト *H. pylori* 時代へ移行する中で，*H. pylori* 未感染胃がんの対策の重要度が増している。本項では *H. pylori* 未感染胃がんの内視鏡的特徴や臨床的特徴について概説する。

H. pylori 未感染胃がんにおける *H. pylori* 感染診断

　　H. pylori 未感染胃がんは，除菌治療後や自然除菌後に発生する，いわゆる除菌後胃がんとは一線を画す必要がある。診断には除菌治療歴がないのはもちろんのこと，内視鏡検査や病理組織学的検査により萎縮や腸上皮化生を認めないこと，感度や特異度が高い *H. pylori* 感染検査方法である尿素呼気テストや便中抗原検査で *H. pylori* が感染していないことが証明された，胃粘膜に発生したがんである。わが国における *H. pylori* 感染率は，除菌治療数の増加に伴って徐々に低下し，現在では20〜30％と考えられている。それに伴い，現在，従来は頻度が稀と考えられてきた *H. pylori* 未感染胃がんの数は増加してきており，胃がんの中で0.12〜5％程度と報告されている[2]。

表1 *H. pylori* 未感染胃がんの特徴

H. pylori 未感染胃がん	局在	特徴
食道胃接合部（噴門）がん	噴門部	バレット腺がんを含む
胃型形質の低異型度腺がん	胃体上部〜中部の胃底腺領域	
胃底腺型胃がん		粘膜下腫瘍様，PGⅠ（+），H^+/K^+-ATPase（+），MUC6（+）
胃底腺粘膜型胃がん		PGⅠ（+），MUC6（+），MUC5AC（+）
腺窩上皮型胃がん		ラズベリー様胃がん：MUC5AC（+）
		白色隆起性病変：MUC5AC（+），MUC6（+）
胃型腺腫（幽門腺腺腫）		MUC6（+），MUC5AC/PGⅠ（一部+）
印環細胞がん（未分化型腺がん）	胃角部〜前庭部の胃底腺と幽門腺の境界領域	
分化型腺がん	前庭部領域	
自己免疫性胃炎に伴う胃がん	前庭部よりも胃体部に多発する	*H. pylori* 感染で胃がんの発生が増加
遺伝性胃がん	前庭部に多発することが多い	
家族性大腸腺腫症		5〜10%前後で胃がん合併，胃底腺ポリープの *APC* 遺伝子変異が関与
遺伝性びまん性胃がん		印環細胞がんの多発，*CDH1* 遺伝子変異による不活化やメチル化による発現抑制，常染色体顕性遺伝
その他		Li-Fraumeni synd., Lynch synd., Peutz-Jeghers synd., MUTYH-associated adenomatous polyposis（MAP）
EBウイルス関連胃がん		粘膜下腫瘍様の形態を示す頻度が高い

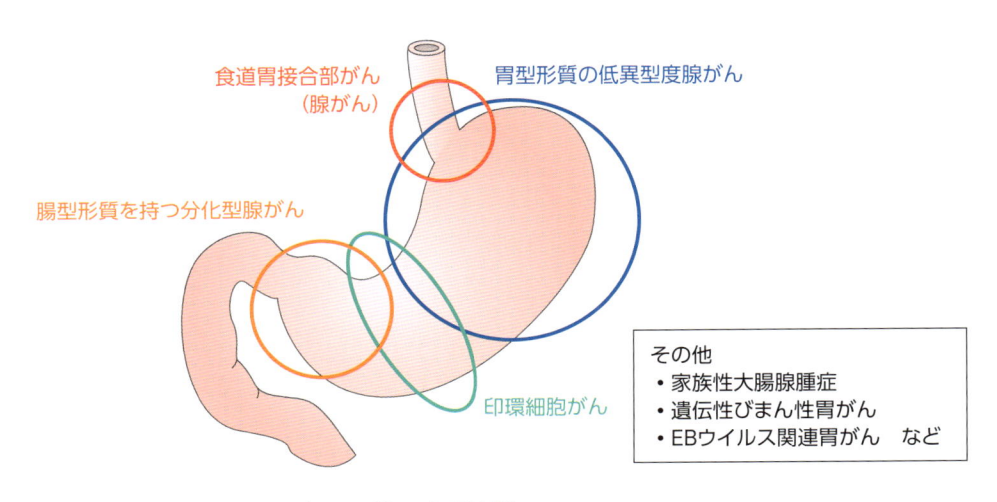

図1 *H. pylori* 未感染胃がんの種類と好発部位

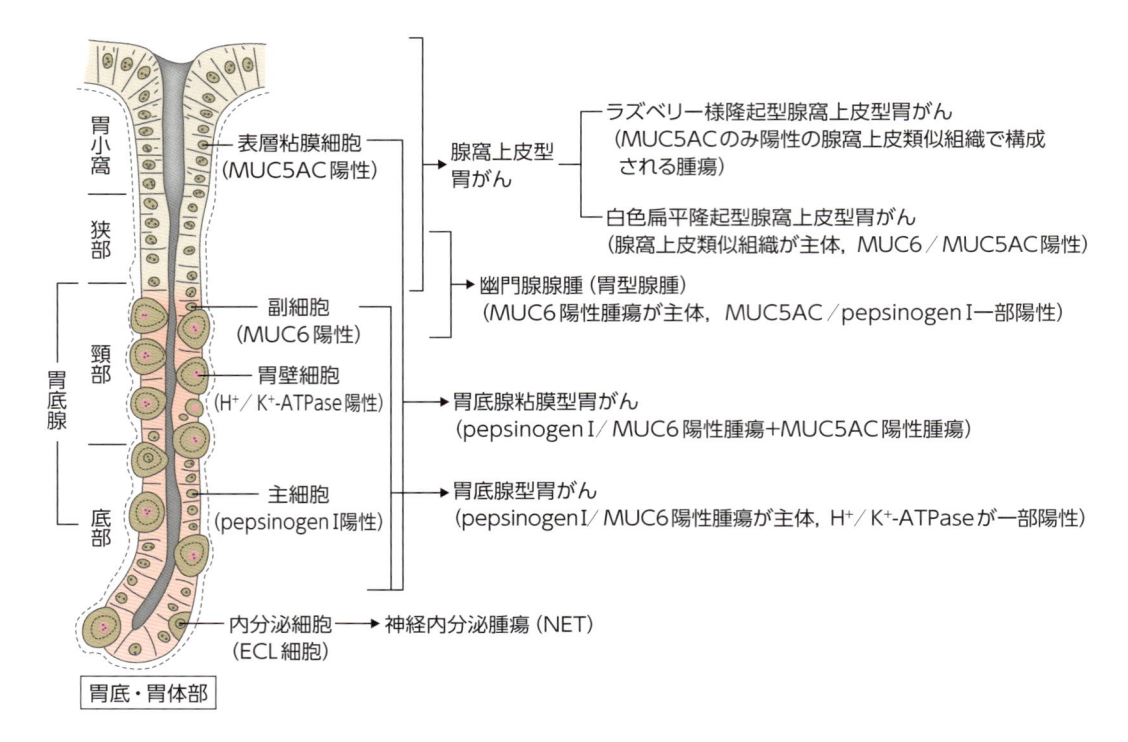

図2　胃底腺粘膜に由来する胃型腫瘍の概念図

胃体上部～中部の胃底腺領域に好発する胃型形質の低異型度腺がんは，白色扁平隆起型腺窩上皮型胃がん，ラズベリー様腺窩上皮型胃がん，胃底腺型胃がん，胃型腺腫，胃底腺粘膜型胃がん，神経内分泌腫瘍（neuroendocrine tumor；NET）に大別され，これらは胃底腺を構成する細胞を模倣して胃型形質を有する

（文献1より改変引用）

未分化型腺がん（印環細胞がん）

　　未感染胃がんとしての未分化型腺がんは胃底腺と幽門腺の境界領域を好発部位とし，90％近くが印環細胞がんである[3]。一般的に白色光（white light imaging；WLI）観察では，表面平坦型～表面陥凹型で領域性を有する褪色調の病変として観察される（**図3**）。ただし，微小病変は周囲の幽門腺領域との鑑別が困難な場合があり，narrow band imaging（NBI）を含む画像強調内視鏡（image enhanced endoscopy；IEE）観察やインジゴカルミン散布による色素内視鏡検査を併用しながら鑑別診断を行うことが重要となる。NBIは局在診断のほかに腫瘍の分化型の予測にも有用であり，印環細胞がんでは腫瘍は白色調に観察され，周囲の正常胃粘膜との境界が鮮明となる（**図3**）。NBI併用拡大内視鏡検査では，初期は表面構造や血管構造について周囲との違いの評価は難しいが，発育進展により構造変化が認識できるようになる。スクリーニングのコツは，胃底腺と幽門腺の境界領域における褪色調病変の有無を詳細に観察するとともに，必ずNBIを併用して評価することと考えられる。

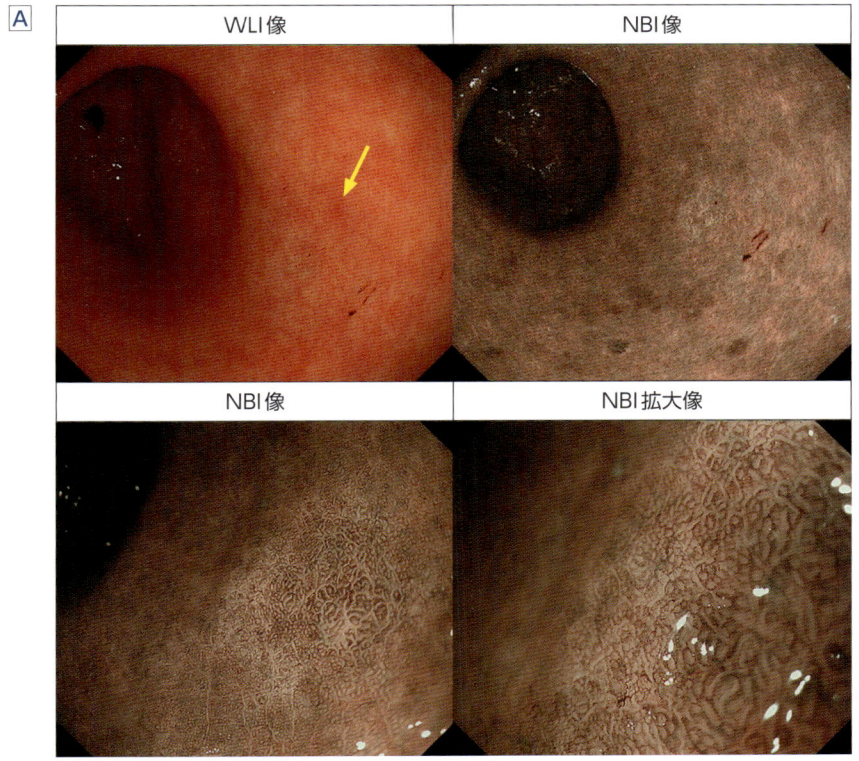

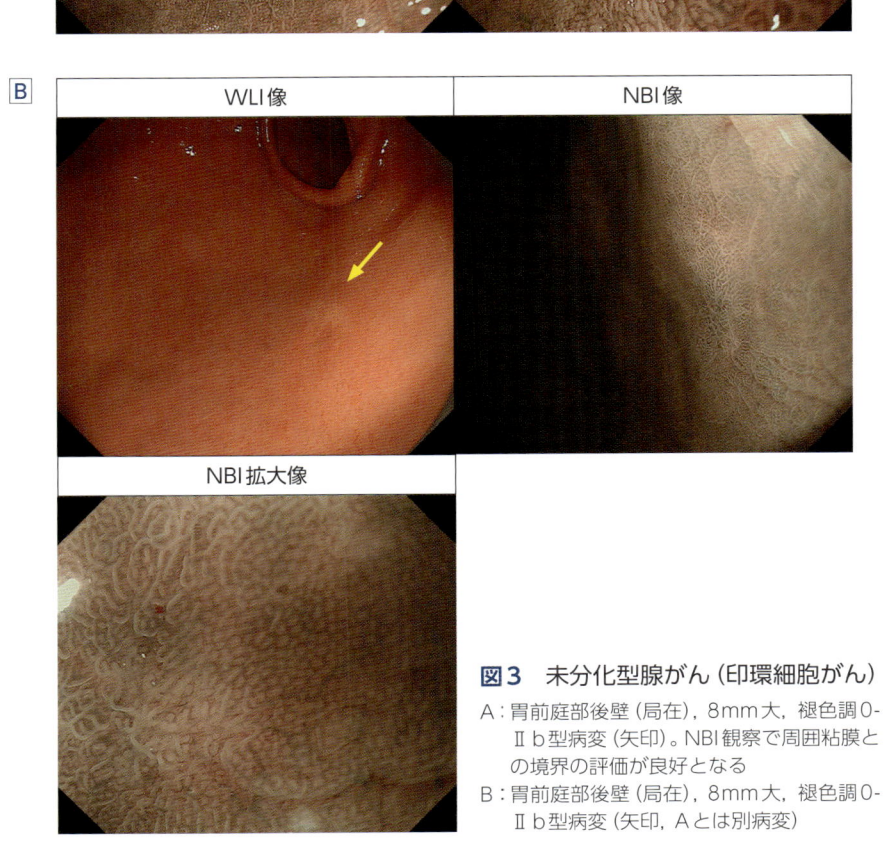

図3　未分化型腺がん（印環細胞がん）

A：胃前庭部後壁（局在），8mm大，褪色調0-
　Ⅱb型病変（矢印）。NBI観察で周囲粘膜と
　の境界の評価が良好となる
B：胃前庭部後壁（局在），8mm大，褪色調0-
　Ⅱb型病変（矢印，Aとは別病変）

病理組織学的には，腺窩上皮と胃固有腺の境界の腺頸部領域に，印環細胞が帯状に増殖することが多い。*H. pylori*陽性者の印環細胞がんでみられる増殖細胞に相当する小型未分化がん細胞が観察される機会は少なく，印環細胞のみが増殖することも特徴と言える。

未感染印環細胞がんの大半は粘膜内がんであり，後方視的な報告では診断時と比較して病変の大きさに変化は少なく，腫瘍の増大を認める症例が少ないことを報告したものが多い。そのため，未感染印環細胞がんは*H. pylori*感染時の印環細胞がん（未分化型腺がん）とは異なり，進行は緩徐である可能性が考えられる[4]。ただし，粘膜下層への浸潤を認める症例もあり，その対応には注意が必要である。

胃底腺型胃がん

胃底腺型胃がんは，未感染胃粘膜の胃底腺領域に好発する胃型形質の低異型度腺がんのひとつであり，WHO分類の第5版ではoxyntic-type adenoma（粘膜内病変）とadenocarcinoma of fundic-gland type（粘膜下層浸潤がん）に分類されている[5]。両者ともに病理組織像や疾患概念は同じである。

内視鏡検査所見では，表層は非腫瘍粘膜に覆われた粘膜下腫瘍様の隆起性病変であり，褪色調で毛細血管の拡張所見が認められることが多い（**図4**）。WLIやNBIでは，それぞれ以下の4つが特徴的所見である[6]。

WLI	NBI
① 上皮下・粘膜下腫瘍様の隆起性病変	① 明瞭な腫瘍の境界線なし
② 白色調・褪色調の病変	② 腺開口部の開大
③ 拡張した樹枝状の血管	③ 窩間部の開大
④ 萎縮性変化を認めない	④ irregularityに乏しい微小血管

以上より，胃底腺型胃がんは，vessel plus surface（VS）classification systemでの評価は困難と考えられる。

病理組織学的には病変径は小さくても，粘膜下層に進展する腫瘍が多いことが特徴である。ただし，異型性や細胞増殖活性は低く，比較的予後は良好である。腫瘍表面は非腫瘍性粘膜で覆われ，細胞質がやや淡明な灰青色，好塩基性で主細胞に類似した細胞を主体とし，幽門腺細胞や壁細胞，Paneth細胞に類似した細胞が混在する腫瘍として観察される。免疫染色では，胃底腺細胞に特異的で主細胞のマーカーのpepsinogen Iや壁細胞のマーカーのH^+/K^+-ATPaseが陽性で，頸部粘液細胞から主細胞，幽門腺細胞のマーカーであるMUC6が陽性となることが特徴である[7]。本疾患の確定診断には内視鏡検査による評価に加えて，病理組織学的診断や免疫染色による評価が必須と考えられる。

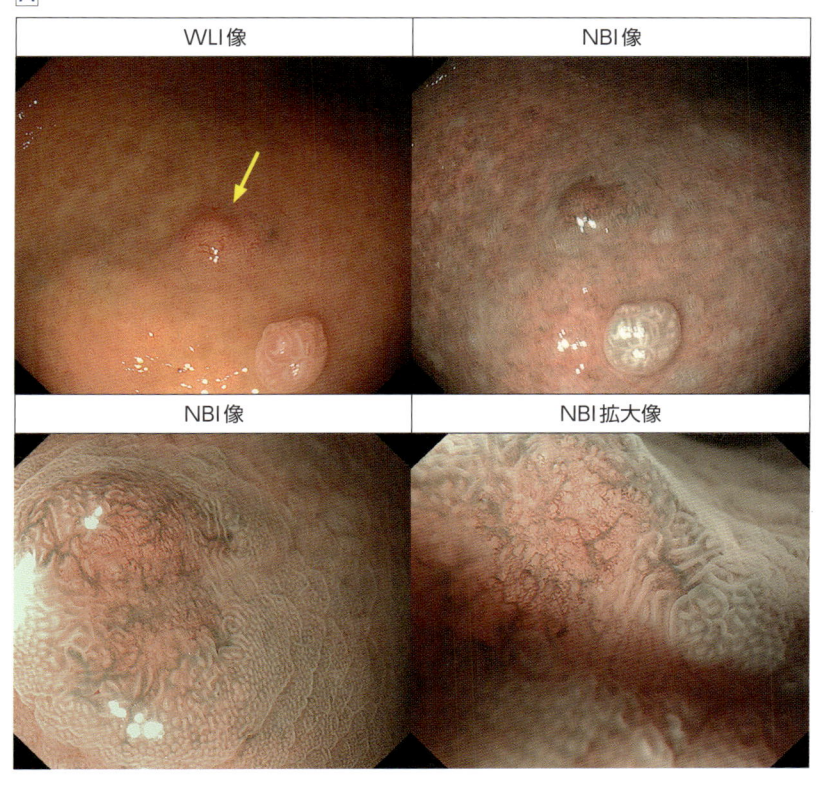

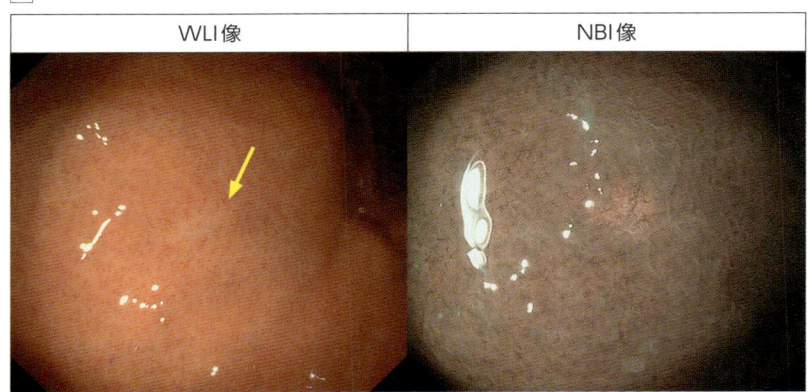

図4　胃底腺型胃がん

A：胃体上部大彎（局在），3mm大，発赤調，粘膜下腫瘍様隆起（矢印）。NBI観察でも構造
　異型や血管異型は乏しく，tree-like appearance を認める
B：胃体下部前壁側（局在），5mm大，褪色調0-Ⅱc型様病変（矢印）

胃底腺型胃がんは，内視鏡治療が選択されることが多い。また悪性度が低いため，浸潤度がSM2（500μm以上）でも追加外科切除が不必要な可能性も考えられるが，そのエビデンスレベルはいまだ低く，今後，大規模な臨床研究での証明が必要と考えられている。

胃底腺型胃がんの中には腫瘍が高悪性度病変に進展することもあるタイプがあり，そのような症例は胃底腺粘膜型胃がんとして分類される。胃底腺粘膜型胃がんは胃底腺型胃がんの内視鏡的特徴を伴わないことが多く，腫瘍径は比較的大きく，腫瘍の表層に腺窩上皮型腺がんの成分が存在している。そのため腫瘍の境界が比較的明瞭であり，表面構造の凹凸や不整の程度が強く観察される。

腺窩上皮型腫瘍（がん）

腺窩上皮型腫瘍は，胃底腺領域に発生する腺窩上皮への分化を示す腫瘍である。腺窩上皮型腫瘍は，大腸の側方発育型腫瘍様所見を呈する白色扁平隆起型腺窩上皮型胃がんと，小型の発赤隆起として観察されるラズベリー様腺窩上皮型腫瘍の2つに大別される[8]。ラズベリー様腫瘍の10～20％で複数病変を認め，1～3mm程度の小型の腫瘍が多い（**図5**）。内視鏡所見は鮮やかに発赤した顆粒状の腫瘍として観察され，NBI拡大観察では不整な乳頭状または脳回様の表面構造で，時に菲薄化した明瞭な腺窩辺縁上皮が観察される。

病理組織学的には大半で低異型性を示し，既存の腺窩上皮に類似する高円柱上皮が樹枝状・乳頭状に増生し，深部では管状腺管の隆起増生も観察される[9]。高異型度腫瘍では核異型や構造異型も目立つが，低異型度腫瘍では核異型が目立たない場合が多い。白色扁平隆起型は，腺窩上皮類似組織が主体であり，免疫染色ではMUC5ACが陽性で，MUC6も高頻度で部分陽性を示す。また，pepsinogen I やH$^+$/K$^+$-ATPaseで部分陽性を示すこともある。一方，ラズベリー様腫瘍はMUC5AC陽性の腺窩上皮類似組織で構成され，MUC6で陰性である点が両腫瘍の鑑別として重要である。一般的にWHO分類では粘膜固有層や粘膜下層への浸潤が証明されないものをfoveolar-type dysplasiaと呼び，領域性のある隆起性病変を形成すれば腺窩上皮型腫瘍（foveolar-type adenoma）と診断する[5]。

腺窩上皮型腫瘍も他の胃型形質の低異型度腺がんと同様に腫瘍の進行が遅いと考えられ，内視鏡治療での根治が期待される。ただし，白色扁平隆起型腺窩上皮型胃がんは穹窿部や胃体部大彎に局在することが多く，穿孔を含めた偶発症の発症率も高いため，内視鏡治療の際には注意が必要となる。

ラズベリー様腫瘍は，胃過形成性ポリープとの鑑別診断が重要となる。ラズベリー様腫瘍の色調は鮮紅色を示すが，過形成性ポリープは周囲と同色または淡紅色として観察される点に注目するとよい。拡大観察では，ラズベリー様腫瘍の腺構造は腺窩の半数が管状構造を含むことが特徴であり，鑑別診断を行う際に有用と考えられる。

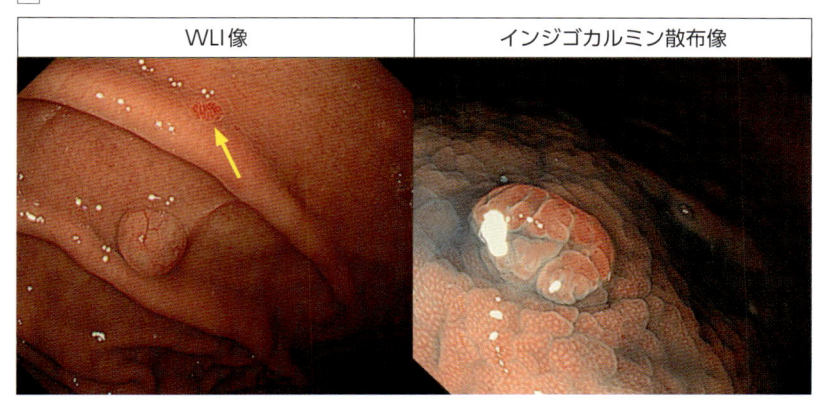

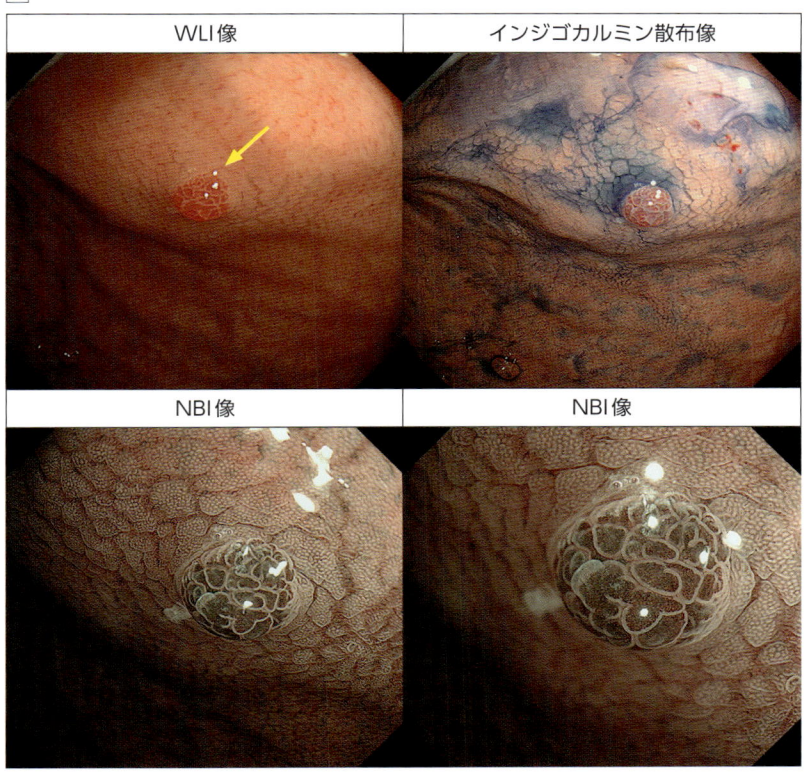

図5 腺窩上皮型腫瘍（がん）

A：胃体中部大彎前壁側（局在），2mm大，発赤調の隆起性病変（矢印）
B：胃穹隆部（局在），2mm大，発赤調の隆起性病変（矢印）

③ *H. pylori* 未感染胃がん　　29

胃型腺腫

　一般的な胃腺腫は，褐色調で広基性の低い隆起性病変であり，病理学的には腸型の性質を示すが，胃型腺腫は高齢者の胃体中上部に発生して胃型形質を示すことを特徴とし，胃腺腫の3～5％の頻度と報告されている[10]。胃型腺腫は頸部粘液細胞（副細胞）へ分化する腫瘍細胞からなる病変であり，病変の最表層部は正常の腺窩上皮細胞に被覆されている。

　胃型腺腫の内視鏡所見は，①丈の高い絨毛状隆起，②比較的表面平滑でくびれを持つ隆起，③中央に陥凹を持つ丈の低い隆起，④結節集簇様で大腸LST-G（大腸側方発育型腫瘍の隆起型）様外観を呈する隆起の4種類に分類されている[10]（**図6**）。病理組織学的には分葉状・粗大絨毛状に発育し，泡沫状あるいはすりガラス状の淡好酸性～淡明な細胞質と小さな核小体を伴い，基底側に配列する小円形核を持つ丈の低い円柱細胞が管状～小嚢胞状に増生する像を示す。免疫染色ではMUC6陽性であり，MUC5ACやpepsinogen Iが一部で陽性となる。胃型腺腫の発生機序として，*GNAS/KRAS*変異の存在が知られている。

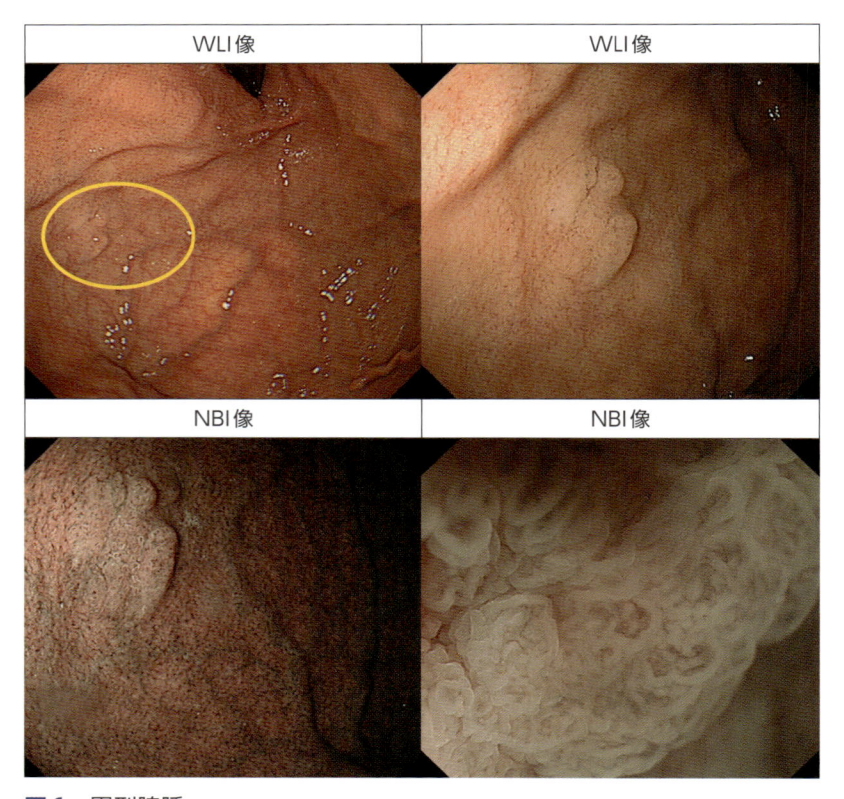

図6　胃型腺腫

胃穹窿部（局在），10mm大，0-Ⅱa型様の褐色調の隆起性病変（丸印）。NBI観察で周囲粘膜との境界が明瞭となる

食道胃接合部がん

　米国国立がん研究所が長年施行しているSurveillance, Epidemiology, and End Results Program（SEERプログラム）では，米国の食道腺がんの罹患率は1973～2006年の間に10万人当たり0.36から2.56へと約7倍増加し，他の欧米諸国からも同様に報告されている[11]。わが国でも同様の傾向をたどることが危惧されているが，実際には欧米諸国ほどの増加率は示していない。

　わが国における『胃癌取扱い規約　第15版』では，食道胃接合部（esophagogastric junction；EGJ）領域は食道筋層と胃筋層の境界の上下2cmの部位と定義され，内視鏡による食道胃接合部は食道下端の柵状血管の下端とされる[12]。Siewert分類では，EGJにかかる腺がんのうち腫瘍の中心がEGJの上下5cm以内にあるものを食道胃接合部腺がんと定義している[13]。食道胃接合部がんは，*H. pylori*感染が関連する萎縮性胃炎を背景とするがんと，*H. pylori*に関連しないがんの2種類に大別される。内視鏡検査での病変の指摘や詳細な観察には深吸気によるEGJの十分な伸展が必須であるが，鎮静下で内視鏡検査を行う際には観察が困難となる場合もあるため注意が必要であり，適宜，フードを装着して観察することも考慮する。

その他の *H. pylori* 未感染胃がん

　EBウイルス関連胃がんは，EBウイルスに感染した胃上皮細胞が不死化・腫瘍化し，モノクローナルに増殖して発生したがんである。内視鏡検査像は粘膜内の分化型腺がんを反映するため，0-Ⅱc型あるいは0-Ⅲa型の形態を示すことが多いが，粘膜下層への浸潤により中～低分化型がんへ分化度が低下し，粘膜下腫瘍様の形態を示す頻度が高いことに注意が必要である。典型的な病理組織所見はリンパ球浸潤像（carcinoma with lymphoid stroma）で，30％前後の症例で認めるが，これは腫瘍に対する宿主免疫防御反応像と考えられている。一般的にEBウイルス関連胃がんは粘膜下層浸潤がんでもリンパ節転移率が低く，陰性がんよりも予後は比較的良好である。

まとめ

▶ *H. pylori*未感染胃がんは，*H. pylori*未感染時代のトピックスのひとつであり，注目すべき胃腫瘍である。

▶内視鏡検査施行時には，被検者が未感染であることに内視鏡医が安心するのではなく，いかに*H. pylori*未感染胃がんを効率良く的確に発見するかが重要な課題になる。

▶本項で示したように，*H. pylori*未感染胃がんの特徴を整理し，*H. pylori*未感染胃がんの種類による内視鏡所見の違いや好発部位などを理解しながら内視鏡検査にのぞむことが肝要と考えられる。

文献

1) 貝瀬　満, 他：背景胃粘膜・癌組織型に応じた早期胃癌内視鏡診断の基本. 消内視鏡. 2020；32(1)：25-40.
2) Yamada A, et al：Characterization of *Helicobacter pylori*-naive early gastric cancers. Digestion. 2018；98(2)：127-34.
3) 藤崎　順, 他：*Helicobacter pylori* 陰性未分化型早期胃癌の特徴. 胃と腸. 2014；49(6)：854-61.
4) Horiuchi Y, et al：Biological behavior of the intramucosal *Helicobacter pylori*-negative undifferentiated-type early gastric cancer：comparison with Helicobacter pylori-positive early gastric cancer. Gastric Cancer. 2016；19(1)：160-5.
5) WHO Classification of Tumours Editorial Board：WHO Classification of Tumours. 5th ed. World Health Organization, 2019.
6) 上山　浩, 他：胃底腺型胃癌の臨床的特徴—拡大内視鏡所見を中心に—胃底腺型胃癌のNBI併用拡大内視鏡診断. 胃と腸. 2015；50(12)：1533-47.
7) Ueyama H, et al：Gastric adenocarcinoma of fundic gland type (chief cell predominant type)：proposal for a new entity of gastric adenocarcinoma. Am J Surg Pathol. 2010；34(5)：609-19.
8) Shibagaki K, et al：Sporadic foveolar-type gastric adenoma with a raspberry-like appearance in *Helicobacter pylori*-naive patients. Virchows Arch. 2021；479(4)：687-95.
9) Kushima R, et al：Gastric adenocarcinoma of the fundic gland type shares common genetic and phenotypic features with pyloric gland adenoma. Pathol Int. 2013；63(6)：318-25.
10) 九嶋亮治, 他：胃型腺腫の臨床病理学的特徴　内視鏡像, 組織発生, 遺伝子変異と癌化. 胃と腸. 2014；49(13)：1838-49.
11) Pohl H, et al：Esophageal adenocarcinoma incidence：are we reaching the peak? Cancer Epidemiol Biomarkers Prev. 2010；19(6)：1468-70.
12) 日本胃癌学会, 編：胃癌取扱い規約. 第15版. 金原出版, 2017.
13) Siewert JR, et al：Adenocarcinoma of the esophago-gastric junction. Scand J Surg. 2006；95(4)：260-9.

杉本光繁

4 | IEEによる胃がん診断

はじめに

　　胃がんの内視鏡診療で最も重要なのは，内視鏡検査時に確実に胃がんを発見し，その質的評価を正確に行うことである。胃がんは*Helicobacter pylori*（*H. pylori*）の感染状態により特徴が異なるため，*H. pylori*未感染，既感染，現感染状態で発症する胃がんのそれぞれの内視鏡的特徴を把握することが必要である。また，同時に個々の内視鏡検査受診者の背景胃粘膜の状態や，胃がんを発症しうるリスク因子の数や重要度を考慮して，胃がんリスクの層別化を常に意識し，内視鏡診療にのぞむことが大切となる。近年，内視鏡機器の技術は日進月歩で進歩し，疾患の検出能や診断能は確実に向上してきている。特に，新たな内視鏡観察法である画像強調内視鏡（image enhanced endoscopy；IEE）観察の開発は，胃がんの診断能を飛躍的に向上させ，昨今の内視鏡に関連した技術開発の中でも最も重要かつ有益な技術と考えられている。本項では，IEE技術の原理について概説するとともに，胃がん内視鏡診療における有用性や活用法について解説する。

IEEの種類と特徴

　　内視鏡診療における基本観察法は白色光（white light imaging；WLI）観察である。しかし，WLI観察では内視鏡医の経験や知識により胃がんを含む消化管疾患の検出率や質的診断能が異なることが示されている。そのため，特に色調や形態変化が乏しい消化管がんの場合にはWLI観察のみでの検出率は低く，既報では4.6〜25.8%の割合で胃がんの見逃しがあることが報告されている[1]。WLI観察における見逃し率を抑制するために，内視鏡医は日々の臨床の現場で，わずかな消化管粘膜の凹凸や周囲との色調の差に注目し，より慎重な内視鏡観察を行っているが，現状では完全に見逃しを回避する状況には至っていない。そのため，見逃しに関する医療者側因子の改善に加え，内視鏡機器の解像度や明度，操作性などの性能を改良し，疾患の検出率が向上するように常に試みられてきた。

　　近年，様々なIEE技術が開発されてきた。IEEは，デジタル法〔コントラスト法：texture and color enhancement imaging（TXI），linked color imaging（LCI），輪郭強調法〕，光デジタル法〔狭帯域光法：narrow band imaging（NBI），blue laser imaging（BLI），蛍光法，赤外光法〕，色素法（染色法：ヨード，メチレンブルー，コントラスト法：インジゴカルミン）の3種類に大別される。TXIやLCIなどのデジタル法は，内視鏡より照射されて消

化管粘膜表面で反射されたWLIを，デジタル化した後に画像強調処理する方法である。また光デジタル法は，WLIとは異なる照射光を照射し，反射光を同様にデジタル化した後に画像強調処理する方法である。その特殊照射光の特徴により，狭帯域光を照射するNBI，BLI，red dichromatic imaging（RDI），自己蛍光を画像化するautofluorescence imaging（AFI）などに分類される。

現在では，早期胃がんの検出や評価に対するIEEの有用性が多くの研究者により報告され，日本消化器内視鏡学会による『早期胃癌の内視鏡診断ガイドライン』でも，早期胃がんの質的診断にIEEによる観察・評価が有用であり，内視鏡施行時にはWLIに追加してIEEでも評価を行うことを提案している（推奨の強さ：2，エビデンスレベル：A）[2]。

以下，各種IEEと色素法について解説する。

1. NBI

NBIでは，通常のWLIとは異なり，ヘモグロビンの光の吸収特性のピークに一致する415nmと540nmに狭帯域化した特殊照明光が使用される。そのため，ヘモグロビンが高い密度で存在する血管は，周囲と比較して明度や彩度が際立って低い領域として描出されるのが特徴のひとつである。一般的に，光は波長が短いほど表層で強く散乱する性質を持つ。NBIは可視光の中で青色系を示す比較的波長の短い光が選択的に使用されているため，紫外線と同様に粘膜の深層に届く光が除去され，コントラストのついた表面構造の画像情報が取得可能となる。狭帯域化した照明光の中で，波長が415nm前後の光は粘膜表層の毛細血管を，波長が540nm前後の光はより深部の血管を視覚化すると想定されている。

現在では，NBI観察は臨床の現場で多くの症例に対して日常的に使用されているが，2006年に第1世代のNBIが上市された当時は，内視鏡機器からの光量が不足しており，遠景からの観察時に，消化管粘膜自体や消化管病変を観察・評価するには不十分であり，その有用性を評価することは困難であった。その後，光量が増した機器が第2世代NBIとして開発され，遠景からの観察・評価も徐々に改善された。しかし，第2世代非拡大NBIと非拡大WLIで早期胃がんの拾い上げを比較した多施設前向き試験では，WLI群での胃がんの発見率が1.9%（44/2,258），第2世代NBI群では2.3%（53/2,265）と両群で拾い上げ率に差は認めなかった（$p=0.421$）[3]。しかし，胃がんの陽性的中率はWLI群の13.5%に対して，第2世代NBI群では20.9%と第2世代NBIの有意性が証明された。現在では第3世代のNBIが使用可能となり，さらに拡大内視鏡観察と組み合わせることで，多くの消化管の表在がんにおいて質的および量的診断（範囲診断，深達度診断）の精度が向上した（**図1**[4]，**2**）。今では複数のIEEが存在するが，NBIの開発は内視鏡診療におけるブレイクスルーであり，今後もさらなる診断能の進歩が期待される。

Yaoら[5]は，NBI併用拡大内視鏡を使用した早期胃がんの診断体系としてvessel plus surface（VS）classification systemを提案した。本システムは，粘膜表面（病変）の微小

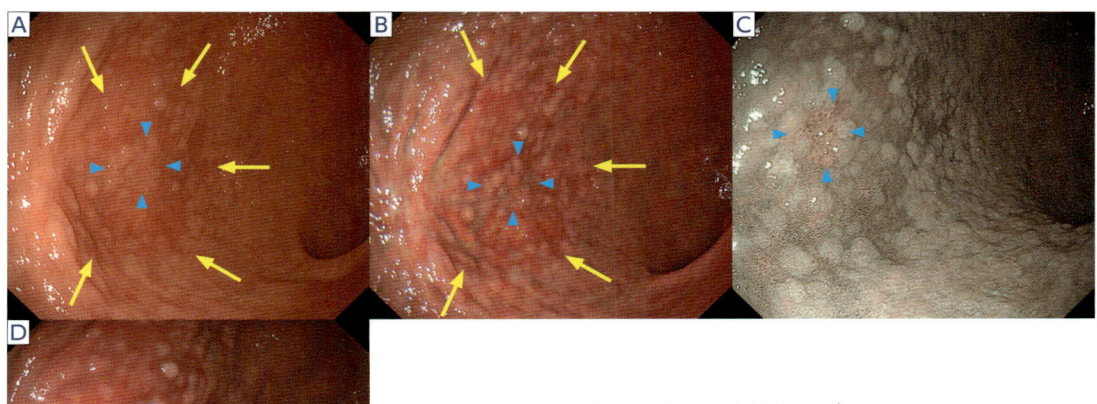

図1　地図状発赤内に発症した除菌後胃がん（再掲）

胃体下部大彎（局在），12mm大，0-Ⅱc型の高分化型腺がん（青矢頭）。腫瘍は地図状発赤内（黄矢印）に認め，周囲粘膜とは発赤度が異なる
A：地図状発赤と早期胃がん（WLI像）
B：地図状発赤と胃がん〔TXI像（mode 1）〕
C：早期胃がん（NBI像）
D：早期胃がん〔TXI像（mode 1）〕

（文献4より引用）

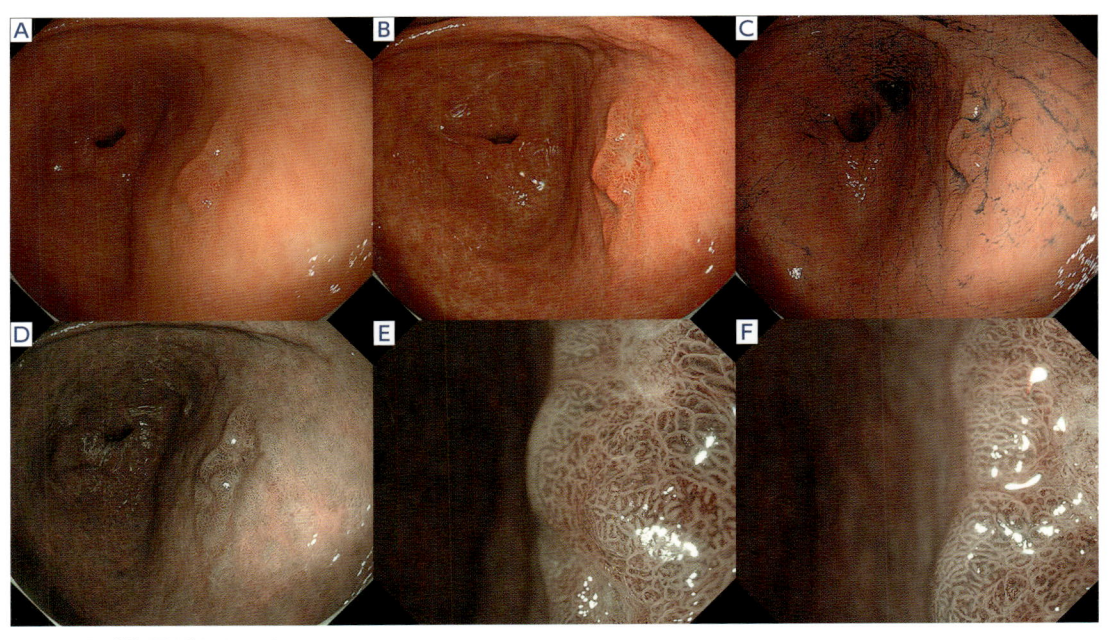

図2　現感染胃がん（再掲）

前庭部後壁側（局在），15mm大，0-Ⅱc型の高分化型腺がん
ESD所見：腫瘍径8×7mm，0-Ⅱc，pT1a（M），tub1＞tub2，T1a，UL0，Ly0，v0，pHM0，pVM0
A：WLI像，B：TXI像（mode 1），C：インジゴカルミン散布像，D：NBI像，E・F：NBI拡大像

血管構築像と表面微細構造を，別々にregular（整）／irregular（不整）／absent（不在）の3つにより評価することで，胃がんか否かを判定するものであり，早期胃がんの診断能は感度85.7%（95% CI 59.8-100），特異度99.4%（95% CI 98.2-100）と報告されている。NBI併用拡大内視鏡でVS classification systemを使用する際には，まずは腫瘍を疑う病変を内視鏡で認識することが重要となる。IEEの中でもNBIは，拡大観察を併用することで早期胃がんの質的診断が格段に向上することが報告されており，実際にEzoeらは，1cm以下の陥凹型の病変を対象として，がんと非がんを内視鏡で鑑別する多施設共同のランダム化比較試験（RCT）を行い，NBI拡大観察の正診率は90.4%，感度60.0%，特異度94.3%と，NBI拡大観察の有用性を報告した[6]。また，WLI観察時とNBI拡大観察時の胃がんの質的診断能を比較したメタアナリシスでは，WLI単独よりもNBI拡大観察を行うことで胃がんの検出率が向上することが示されている［WLI：感度0.48%（95% CI 0.39-0.50），特異度：0.67%（95% CI 0.62-0.71），NBI拡大観察：感度0.83%（95% CI 0.79-0.87），特異度：0.96%（95% CI 0.95-0.97）］[7]。そのため，内視鏡スクリーニング時には適宜IEEを使用し，拡大NBI，あるいは拡大BLI（後述）を併用した評価が必須と考えられる。

　日本消化器内視鏡学会を含む関連3学会は，早期胃がんの診断において，拡大内視鏡診断アルゴリズム（magnifying endoscopy simple diagnostic algorithm for early gastric cancer；MESDA-G）を使用することを推奨している[8]（☞ **1章1図1**参照）。このアルゴリズムでは，詳細な内視鏡観察を行い，腫瘍が疑われる病変を指摘することが最初のステップであり，その後にNBI・BLI併用の拡大観察を行う。がんと非がんの鑑別のためには，病変と正常粘膜の間に境界線（demarcation line；DL）を引くことが可能か否かを評価することが重要な所見となる。DLを認めない場合には非がんと診断し，認めた場合は，次に胃粘膜の微小血管構造と表面微細構造の整・不整を評価するVS classification systemによる評価を行う。なお，MESDA-Gは未分化型胃がんや胃底腺型胃がん，低異型度上皮を伴う除菌後胃がんの場合には評価に難渋する場合があるため，使用時には注意が必要となる。

　NBI観察時に認める特徴的所見として，白色不透明物質（white opaque substance；WOS）とlight blue crest（LBC）がある。WOSは，NBI併用拡大内視鏡で胃がんや腸上皮化生を観察した際に表面上皮内に白色の物質として観察され，上皮内に集積した0.1～4μmの微小な脂肪滴が，照射光の反射などにより白色不透明物質として視覚化される。WOSは上皮性腫瘍に特異的な所見ではなく，腸上皮化生でもしばしば観察される。またLBCは，NBI併用時のみに拡大内視鏡で観察可能な腺窩辺縁上皮の縁に青白い反射光（青白い光の線）を認める所見である。免疫組織学的にCD10の発現と強く相関するため，臨床的には腸上皮化生の客観的なマーカーとして報告されている。早期胃がん治療歴を有する症例を対象にLBCと腸上皮化生との関連性を検討すると，LBCの腸上皮化生の感度，特異度，陽性的中率はそれぞれ89%，93%，91%であり，良好な結果が報告されている[9]。

2. BLI・LCI

　BLIとLCIは富士フイルム社のレーザー光源を用いたLASEREOシステムで使用可能となるIEEであり，同システムの光源にはWLI用（410nm）とBLI用（450nm）の2種類のレーザー発振器が搭載されている。レーザー光は単色性と指向性が高く，そのままではWLI観察の光源として使用できないため，WLI観察時には450nmの白色光観察用レーザーを蛍光体に照射し，励起させることで広帯域波長の光を発生させている。一方，BLIレーザー発振器は410nmの短波長の狭帯域レーザーを照射する。BLIはNBIと同様に，短波長のレーザー光が粘膜表層からごく短い距離にしか到達せず，ヘモグロビンに特異的に吸収されるため，粘膜表層血管を鮮明に描出し，粘膜表層組織構造の違いを色調の違いとして描出する。後処理として赤色成分を削除して作成された画像がBLIである。

　LCIは450nmの白色光に加え，410nmの狭帯域光観察用の短波長の光を照射し，色調拡張技術を使用して赤色領域の彩度差を強調したものである。そのため，観察時には明るい画像を得ることが可能であり，LCIの最大の利点と考えられている。また，LCIは従来の狭帯域光観察とは異なり，WLIに近い画質が得られるため，管腔の大きな胃全体の評価を行うことが比較的容易である。ただし，狭帯域光観察で可能となる粘膜の微細血管や表面構造の評価は不得手であり，拡大観察での内視鏡評価には適さないことには注意を要する。

　びまん性発赤は，*H. pylori*の現感染時に観察される胃底腺粘膜全域に広がる連続的な赤色調の変化であるが，WLI観察のみでの評価は困難な場合がある。LCIは特に発赤を強調する内視鏡特性があるため，びまん性発赤の診断や評価はWLIよりも優れており，特にLCIで観察されるびまん性発赤は韓紅色と表現される。Onoらは，*H. pylori*感染診断におけるLCIの有用性を評価し，その正診率はWLI観察の79.5％（95％CI 71.8-85.4）に比べてLCIでは86.6％（95％CI 79.7-91.3）と有意に高いことを報告し[10]，内視鏡のみで感染を評価する際にはLCIでの評価が有益であることを示した。

　腸上皮化生をLCIで観察する場合には，その表面が不規則な凹凸で微小血管が少ないために短波長は吸収されにくく，反射と錯乱により紫色を呈するために，腸上皮化生はラベンダー色の隆起性病変として観察される。その診断感度は91.4％，特異度は87.1％と高く，WLI観察で視認できない腸上皮化生を色素散布や生検をすることなく非侵襲的に診断できることが報告されている[11]。

　除菌後胃がんは現感染胃がんとは異なり，腫瘍腺管内に非腫瘍腺管が混在する場合や，低異型度上皮（epithelium with low-grade atypia；ELA）が腫瘍表面を覆うことがあり，質的診断に難渋することがある。これは，DLを追うことができないことにも起因しているが，腫瘍の存在を疑うことは別問題である。LCIは腸上皮化生をラベンダー色として認識するが，腫瘍は黄色～橙色で観察されるため，その色調のコントラストを利用して腫瘍の存在を疑うことが可能である。LCIによる早期胃がんを含めた上部消化管腫瘍の存

在診断に関する多施設共同前向き RCT では，WLI よりも LCI のほうが腫瘍の発見率が有意に高く（WLI：4.0% vs. LCI：8.0%，$p = 0.011$），WLI で発見できずに LCI で発見できた胃がんの数は咽頭がんや食道がんよりも多い傾向を示した[1]。他の報告でも，WLI 単独よりも WLI 観察に LCI 観察を追加することで，胃がんの検出率が高いことが示されている。

3. TXI

　TXI は，2020年に WLI 観察における消化管粘膜の「構造」「色調」「明るさ」の3つの要素を自動で最適化する Retinex 理論に基づいた新たな IEE のひとつとしてオリンパス社より発売された。TXI は新規のプロセッサである EVIS X1 に搭載され，従来の EVIS EXERA III や EVIS LUCERA ELITE と比較して鮮明な画像の入手が可能となり，詳細な評価が期待できる IEE である。TXI の原理としては，まず WLI 画像を detail layer と base layer に分割し，前者には構造強調を，後者には明るさの補正を行い，両成分の画像を合成して新たな画像が出力される。この段階で出力される画像が TXI mode 2 であり，mode 2 は構造と明るさの2つの要素を調整したものである。さらに色調強調を加え，赤色の色調をより赤く，白色の色調をより白くしてコントラストを強めた画像が，mode 1 である。そのため，mode 1 に比較して mode 2 のほうが WLI に近い画像となる。

　TXI が通常光に比べ視認性が向上する所見として，色彩を強調する特性から赤色調を呈する内視鏡所見や病変が考えられる（図1B・D，2B）。また構造強調や明るさの適正処理により，わずかな陥凹や隆起を伴う病変の視認性が向上すると考えられる。Abe ら[12] は，内視鏡的粘膜下層剝離術（ESD）で切除した早期胃がん20病変のがん部とその周辺部の CIE $L^*a^*b^*$ color space を用いた色差解析で，平均色差は WLI の 10.3 ± 4.7 よりも，TXI mode 1 の 15.5 ± 7.8 のほうが有意に高く（$p = 0.04$），TXI mode 1 と mode 2（12.7 ± 6.1）では同等であったことを報告した。さらに，早期胃がんの視認性は WLI 観察時と比較して，TXI mode 1 では35%，mode 2 では20%の症例で増加することを示した。他の報告でも，TXI mode 2 よりも mode 1 で胃がん診療における色差評価と視認性スコアの有効性を認めており，TXI mode 1 観察が内視鏡スクリーニングにおける早期胃がんの発見率の向上に寄与する可能が示唆された。

4. 色素法

　色素法はコントラスト法と染色法に亜分類される。コントラスト法の代表はインジゴカルミンであるが，散布後に組織内には吸収されず，腫瘍の陥凹部に貯留して，隆起部で色素がはじかれることにより腫瘍性病変表面の微細な凹凸を強調し，その視認性が向上する。一方，ピオクタニン，メチレンブルー，ヨードなどは組織を直接染色することで病変の視認性を高めるため，染色法に分類される。

胃がん診療の現場では，その簡便性からインジゴカルミンを使用する機会が多い（**図2C**）。『胃癌に対するESD／EMRガイドライン　第2版』では，ESD／EMRの適応を決定するためには，組織型，腫瘍径，壁深達度，潰瘍合併の有無の診断が必須であり，特に壁深達度診断には通常内視鏡観察に加え，インジゴカルミン色素散布法を併用することが推奨されている[13]。ESD例と外科的切除例を対象とした，早期胃がんの浸潤範囲診断に対するインジゴカルミン色素法とNBI拡大観察の正診率を直接比較した多施設のRCTでは，NBI拡大観察の優越性は示されず，両群で同程度であった（88.0%　vs. 85.7%，$p=0.63$）[14]。しかしながら，インジゴカルミンが早期胃がんの拾い上げに有用であることを示したRCTはないということには注意が必要である。

まとめ

▶ 今後も技術の向上により新たな観察方法の開発が期待されるが，現時点ではIEEは胃がんの検出や評価には有用な方法と考えられる。

▶ 多くの種類のIEEがある中で，それぞれのIEEの特徴をふまえ，その長所と短所を理解した上で，適切な観察方法を選択することが求められる。

▶ 胃がんの内視鏡診療で最も重要なのは，全症例で見逃しなく確実に胃がんを発見し，その質的評価を正確に行うことである。この点を再認識して診療にのぞむことが必要である。

文 献

1) Ono S, et al:Linked Color Imaging Focused on Neoplasm Detection in the Upper Gastrointestinal Tract:A Randomized Trial. Ann Intern Med. 2021;174(1):18-24.

2) 八尾建史, 他:早期胃癌の内視鏡診断ガイドライン. Gastroenterol Endosc. 2019;61(6):1283-319.

3) Yoshida N, et al:Early gastric cancer detection in high-risk patients:a multicentre randomised controlled trial on the effect of second-generation narrow band imaging. Gut. 2021;70(1):67-75.

4) Sugimoto M, et al:Using texture and colour enhancement imaging to evaluate gastrointestinal diseases in clinical practice:a review. Ann Med. 2022;54(1):3315-32.

5) Yao K, et al:Magnifying endoscopy for diagnosing and delineating early gastric cancer. Endoscopy. 2009;41(5):462-7.

6) Ezoe Y, et al:Magnifying narrowband imaging is more accurate than conventional white-light imaging in diagnosis of gastric mucosal cancer. Gastroenterology. 2011;141(6):2017-25.e3.

7) Zhang Q, et al:Comparison of the diagnostic efficacy of white light endoscopy and magnifying endoscopy with narrow band imaging for early gastric cancer:a meta-analysis. Gastric Cancer. 2016;19(2):543-52.

8) Muto M, et al:Magnifying endoscopy simple diagnostic algorithm for early gastric cancer (MESDA-G). Dig Endosc. 2016;28(4):379-93.

9) Uedo N, et al:A new method of diagnosing gastric intestinal metaplasia:narrow-band imaging with magnifying endoscopy. 2006;38(8):819-24.

10) Ono S, et al:Accuracies of Endoscopic Diagnosis of Helicobacter pylori-Gastritis:Multicenter Prospective Study Using White Light Imaging and Linked Color Imaging. Digestion. 2020;101(5):624-30.

11) Ono S, et al：Lavender Color in Linked Color Imaging Enables Noninvasive Detection of Gastric Intestinal Metaplasia. Digestion. 2018；98(4)：222-30.

12) Abe S, et al：Visibility of early gastric cancer in texture and color enhancement imaging. DEN Open. 2021；2(1)：e46.

13) 小野裕之, 他：胃癌に対するESD／EMRガイドライン. 第2版. Gastroenterol Endosc. 2020；62(2)：273-90.

14) Nagahama T, et al：Delineation of the extent of early gastric cancer by magnifying narrow-band imaging and chromoendoscopy：a multicenter randomized controlled trial. Endoscopy. 2018；50(6)：566-76.

杉本光繁

2

内視鏡的胃がんリスク所見

1 | *H. pylori* 現感染胃がん

はじめに

　わが国は世界有数の超高齢社会であり，また他の東アジア諸国と同様に胃がん大国のひとつでもある。60歳以上の世界人口の割合は，2015〜2050年の間に約9億人から約20億人へと倍増することが予想され[1]，超高齢社会の進展が世界中で深刻な社会問題となる可能性が高い。*Helicobacter pylori*（*H. pylori*）感染は胃がん発症リスクの最大の要因であり，高齢になるにつれて胃がんの罹患率が高くなることが知られている。主に幼少期に*H. pylori*に感染し，長期間にわたる胃粘膜への持続感染によって萎縮性胃炎を引き起こす。さらに消化性潰瘍，胃MALTリンパ腫，胃がん，特発性血小板減少性紫斑病などの様々な疾患の発症と密接に関連し，疾患の発症や病態に多様性を示すことが特徴である[2]。そのため，*H. pylori*の現感染者では，胃がんを含めた各疾患の発症リスク因子を考慮して，リスクに応じた対応策を練ることが重要と考えられている。

　保険適用疾患の拡大により，*H. pylori*感染者に対して保険診療で除菌治療を行うことが認可され，除菌治療は一般診療の現場で深く浸透するようになった[2]。それに伴って日本国民全体の*H. pylori*感染率は，20〜30年の経過の中で60〜70%から20〜30%にまで減少し，今後は欧米諸国並みの感染率となることが予想されている。現在，一般臨床の現場で遭遇する胃がんの多くが除菌後胃がん症例であり，現感染症例の割合は減少傾向であるが，現感染胃がんと除菌後胃がんの特徴は異なることから，それぞれの特徴をふまえ，内視鏡診療にあたる必要がある。本項では，総除菌時代における*H. pylori*現感染胃がんの内視鏡的胃がんリスク所見について概説する。

H. pylori 感染胃炎の特徴

　日本人の多くは，欧米人に感染している*H. pylori*菌に比較して強い病原性を有する東アジア株の*H. pylori*菌に感染しているため，胃粘膜は高度の炎症性変化と高度の胃粘膜萎縮や腸上皮化生に進展することが多い。この事実は胃発がんリスクの観点から考慮すると「要注意」な状況であり，わが国を含む胃がん罹患率の高い地域では，欧米諸国よりもリスクとなりうる胃炎の評価を慎重かつ厳重に行うことが重要となる。

　胃炎の重症度を評価するために，内視鏡検査や病理組織学的評価を使用した多数のスコアリングシステムが開発されているが，欧米諸国では病理組織学的評価によるスコアリン

グが中心であり，胃全体の胃粘膜萎縮や腸上皮化生の評価はoperative link on gastritis assessment（OLGA）分類やoperative link on gastric intestinal metaplasia assessment（OLGIM）分類により行われている[3]。2012年には欧州の関連4学会により胃がんや前がん病変の診断法および治療法を定めたガイドラインが，2019年には改訂版（MAPS II）が作成された[4]。同ガイドラインでは胃がんリスクを考慮して萎縮性胃炎，腸上皮化生，異形成のある患者や胃がんの家族歴のある患者に対して，診断，治療，サーベイランスの観点より評価することの必要性を示している[4]。

一方，わが国では病理組織学的評価に加えて内視鏡検査を使用した胃炎の京都分類によるリスク評価の有用性が報告されている[5, 6]。同分類は内視鏡所見の特徴より*H. pylori*の未感染・現感染・既感染を判断し，萎縮，腸上皮化生，粘膜皺襞腫大，鳥肌，びまん性発赤の5つの評価項目を点数化し，胃がんリスクの層別化を行うスコアリングシステムである（**表1**）[5]。

表1 胃炎の京都分類における*H. pylori*感染状態別の特徴的な内視鏡所見

局在	内視鏡所見名	英語表記	*H. pylori* 現感染	*H. pylori* 未感染	*H. pylori* 既感染（除菌治療後）
胃粘膜全体	萎縮	atrophy	○	×	○～×
	びまん性発赤	diffuse redness	◎	×	×
	過形成性ポリープ	hyperplastic polyp	○	×	○～×
	地図状発赤	map-like redness	×	×	○
	黄色腫	xanthoma	○	×	○
	ヘマチン	hematin	△	○	○
	稜線状発赤	red streak	△	○	○
	腸上皮化生	intestinal metaplasia	○	×	○～×
	粘膜腫脹	mucosal swelling	○	×	×
	斑状発赤	patchy redness	○	○	○
	陥凹型びらん	depressive erosion	○	○	○
胃体部	皺襞腫大	enlarged fold	○	×	△～×
	白濁粘液	sticky mucus	○	×	△～×
胃体部～穹窿部	胃底腺ポリープ	fundic gland polyp	×	○	○
	点状発赤	spotty redness	○	×	△～×
	多発性白色扁平隆起	multiple white and flat elevated lesions	△	○	○
胃体下部～胃角小彎	RAC	regular arrangement of collecting venules	×	◎	×～△
胃前庭部	鳥肌	nodularity	○	×	△～×
	隆起型びらん	raised erosion	△	○	○

◎：よく観察される，○：観察される，△：観察されることがある，×：観察されない　　　　　　　（文献5より改変引用）

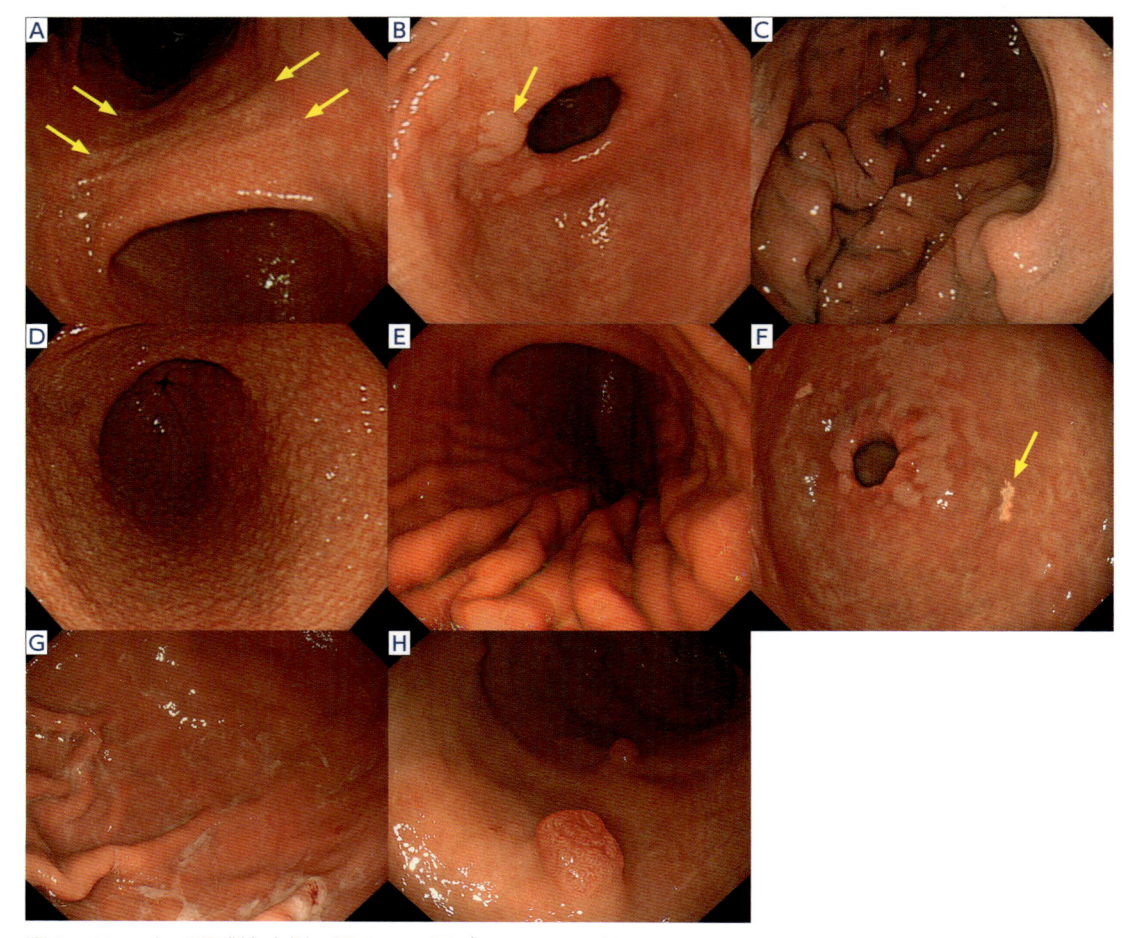

図1 *H. pylori* 現感染症例で認める，胃がんリスクと考えられる代表的な内視鏡像

A：胃粘膜萎縮（矢印は萎縮境界）
B：腸上皮化生（矢印は灰白色の隆起物）
C：粘膜皺襞腫大
D：鳥肌胃炎
E：びまん性発赤
F：黄色腫（矢印）
G：白濁粘液
H：過形成性ポリープ

内視鏡検査による *H. pylori* 感染の評価を正しく行うためには，**表1**[5] のような感染状態別の内視鏡所見の理解が必要となる。特に現感染者の胃粘膜の特徴としては，炎症細胞浸潤の影響によるびまん性発赤，粘膜腫脹，粘膜皺襞腫大，白濁粘液が挙げられる（**図1**）。ただし，胃粘膜萎縮や腸上皮化生のように *H. pylori* の除菌治療後にも残存する所見もあるため，各症例で観察される内視鏡所見の組み合わせにて *H. pylori* の感染状況を推察し，特に現感染と既感染の鑑別には注意を要する。また，内視鏡検査の初学者は，連続的な発赤の広がりを示すびまん性発赤の診断に苦慮することがあり，点状発赤や地図状発赤

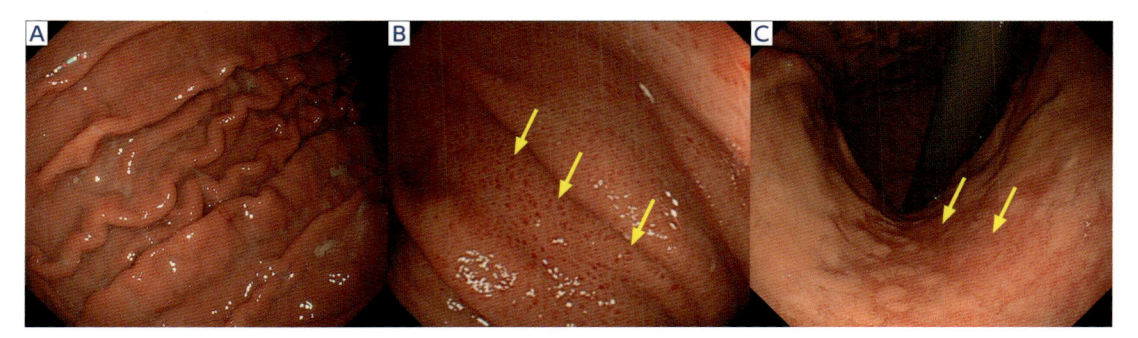

図2 胃粘膜の発赤性病変
A：びまん性発赤。現感染の特徴的な所見で，背景胃粘膜の全体に認める
B：点状発赤。背景の胃粘膜のびまん性発赤よりも赤みが目立つ点状の発赤（矢印）であり，矢印以外の所にも無数に局在している
C：地図状発赤。背景の胃粘膜よりも発赤が目立つ陥凹性の領域性発赤（矢印）が地図状に散在している

をびまん性発赤と間違う場合も多い。点状発赤はびまん性発赤を背景胃粘膜所見としてみられることが多く，形や大きさが統一していない凹凸のない発赤であり，正しい鑑別診断を行うことが重要と考えられる（**図2**）。地図状発赤は既感染症例の特徴的な内視鏡所見であり，除菌により胃粘膜の発赤が消退するため，萎縮がない胃底腺領域は白色調となり，萎縮や腸上皮化生に発赤が残存するため色調逆転現象として観察される。除菌治療の施行歴がない症例や感染の判断に難渋する症例で，地図状発赤が観察された場合には，自然除菌を含めた除菌後である可能性が高く，便中抗原検査や尿素呼気試験などの感染診断法にて *H. pylori* の感染診断も同時に行って総合的に判断する必要がある。

内視鏡的胃がんリスク所見と *H. pylori* 現感染胃がん

　　近年報告されたメタアナリシスでは，萎縮性胃炎例の胃がん発症は *H. pylori* の除菌例で162.3人年／10万人年，*H. pylori* の除菌治療を施行していない現感染例で272.7人年／10万人年であり，内視鏡治療後の異時性がんは除菌例で1,126.2人年／10万人年，現感染例で1,790.7人年／10万人年と報告され，除菌治療による胃発がん抑制効果が報告されている[7]。胃がんの危険性は胃粘膜萎縮の程度や腸上皮化生の進展度により大きく異なり，特に除菌治療後の年間胃発がん率は日本の長期観察研究によって約0.35％と報告されている[8]。一方，現感染胃がんの発がん率は除菌後胃がんよりも明らかに高いため，積極的に *H. pylori* 除菌治療を行って胃がん予防に励むことが肝要と考えられる。

　　H. pylori 現感染者では，前述のように胃粘膜萎縮，腸上皮化生，粘膜皺襞腫大，鳥肌，びまん性発赤を内視鏡検査で評価するよう胃炎の京都分類で提唱されているが，他の候補因子として黄色腫などもリスク要因である[5]。さらに，自己免疫性胃炎（A型胃炎）は，前庭部よりも体部の萎縮性変化が主体となるいわゆる「逆萎縮」が特徴的な内視鏡所見であ

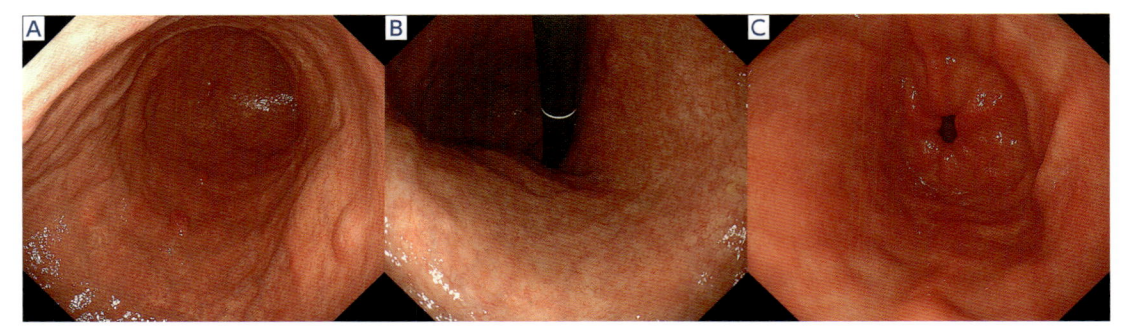

図3　自己免疫性胃炎
A：見下ろし像。体部に広がる高度の萎縮性変化および散在する過形成性ポリープを認める
B：見上げ像。体部に広がる高度の萎縮性変化を認める
C：前庭部の粘膜は，体部と比較して萎縮性変化が乏しい

るが，自己免疫性胃炎自体も胃がんのリスク因子であるため，疾患の診断を正しく行う必要がある。ただし，自己免疫性胃炎に *H. pylori* 感染症が合併している場合には，体部の高度の粘膜萎縮に加えて前庭部も萎縮性変化をきたすために鑑別診断に苦慮する場合もあり，注意を要する（**図3**）。

　内視鏡的なリスク因子としては，分化型胃がんでは萎縮性胃炎や腸上皮化生が，未分化型胃がんでは皺襞腫大や鳥肌胃炎が挙げられている。現感染胃がんと除菌後胃がんの病理組織学的な違いとしては，現感染胃がんに比較して除菌後胃がんでは分化型腺がんが多いことが特徴である。また，除菌後胃がんでは胃型あるいは胃型優位がんが多く，除菌治療により腸型への進展が抑制されることが多い[9]ことに起因している可能性がある。また腫瘍の局在は，現感染胃がんでは萎縮粘膜や腸上皮化生の周囲に認めることが多いが，除菌後胃がんでは非萎縮領域で発見されることがあるのも特徴と言える[10]。また，腫瘍の大きさは除菌後胃がんの症例で小型が多いという報告が多いが，除菌後に発見される胃がんの場合には内視鏡検診などを定期的に受診する症例が多いことで，腫瘍自体が進行する前に診断する機会が増えたためと考えられる。

　筆者らの施設で行われた早期胃がんに対して内視鏡切除術を施行した症例の検討では，現感染胃がん症例は全体の42.3%（112/265）のみであった（**表2**）[11]。以前は内視鏡切除術を要する症例の大半が現感染症例であったが，現在では多くの施設で現感染胃がんよりも除菌後胃がんの症例の割合が多くなっている。この傾向は，わが国の胃がん診療における現場の特徴のひとつであり，今後いっそう顕著となっていくことが予想されている。また，同コホートでは患者の背景因子に現感染胃がんと除菌後胃がんの間で差はないものの，内視鏡切除術の適応となる現感染胃がんは，除菌後胃がんに比較して陥凹型であるⅡc型やⅡa＋Ⅱc型が少ない特徴がみられた。さらに，胃がんの背景胃粘膜は，現感染胃がんと除菌後胃がんで萎縮や腸上皮化生の重症度は同程度であったものの，現感染胃がんは胃

表2　内視鏡的粘膜下層剥離術を施行した早期胃がん症例のH. pylori感染別の特徴

	現感染胃がん (n = 112)	除菌後胃がん (n = 153)
異時性がんの割合 (%)	2.3	29.2
性別 (男性／女性)	74／38	121／32
平均年齢	70.6 ± 8.5	71.5 ± 8.1
腫瘍径 (mm)	18.1 ± 12.9	17.8 ± 13.4
腫瘍の局在：噴門-胃体部／胃角部／前庭部	47／16／49	76／24／52
腫瘍の内視鏡形態：Ⅰ／Ⅱa／Ⅱa＋Ⅱc／Ⅱb／Ⅱc	3／64／11／1／33	6／48／14／4／81
腫瘍の分化度：分化型／分化型優位／未分化型	104／5／3	134／18／1
胃炎の京都分類		
萎縮	1.96 ± 0.19	1.90 ± 0.35
腸上皮化生	1.37 ± 0.64	1.41 ± 0.65
粘膜皺襞腫大	0.25 ± 0.43	0.03 ± 0.16
鳥肌	0	0
びまん性発赤	1.76 ± 0.43	0.47 ± 0.69
合計	5.32 ± 1.04	3.80 ± 1.23
病理組織評価：シドニーシステム		
好中球浸潤	0.75 ± 0.84	0.39 ± 0.58
単核球浸潤	1.78 ± 0.68	1.38 ± 0.52
萎縮	2.06 ± 0.47	1.81 ± 0.66
腸上皮化生	1.73 ± 0.77	1.74 ± 0.87

(文献11より改変引用)

炎の京都分類における粘膜皺襞腫大とびまん性発赤の点数および合計点数が有意に高く，病理組織学的に好中球浸潤や単角球浸潤が高度であることが特徴であった（**表2**）[11]。

　筆者らが施行した別のコホートでも現感染胃がんと除菌後胃がんで胃粘膜萎縮や腸上皮化生スコアは同程度であり，除菌後胃がんに比較して現感染胃がんでは，びまん性発赤のスコアが高値となるため合計スコアも高値であった（**表3**）[6]。さらに，現感染胃がんと除菌後胃がんにおける初発胃がんと異時性胃がんの違いを検討したところ，萎縮や腸上皮化生のスコアに有意差は認めなかった。胃がん発症のリスク因子を検討するために多変量解析を行うと，65歳以上の早期胃がん症例では萎縮スコアと腸上皮化生スコアが非がんの慢性胃炎例よりも有意に高く，男性 (OR 1.659，95% CI 1.027-2.681，$p = 0.039$) と胃粘膜萎縮 (OR 1.822，95% CI 1.087-3.056，$p < 0.001$)，腸上皮化生 (OR 5.954，95% CI 4.157-8.527，$p < 0.001$) が早期胃がんの有意なリスク因子であった。ただし，これらのコホートは内視鏡治療の適応者を対象とした検討であり，未分化型胃がんや進行胃がんの症例の特徴は反映していないことに注意が必要である。

表3　胃炎の京都分類と胃がん（現感染胃がんと除菌後胃がんの違い）

	全体	現感染胃がん	除菌後胃がん
症例数	248	185	63
年齢（歳±SD）	72.1 ± 8.5	71.5 ± 8.6	70.4 ± 8.1
性別（男／女）	183/65	139/46	44/19
胃炎の京都分類			
萎縮	1.9 ± 0.4	1.9 ± 0.3	1.9 ± 0.3
腸上皮化生	1.1 ± 0.7	1.1 ± 0.8	1.3 ± 0.7
粘膜皺襞腫大	0.2 ± 0.4	0.3 ± 0.5	0.1 ± 0.3
鳥肌	0.0 ± 0.1	0.0 ± 0.1	0.0 ± 0.0
びまん性発赤	1.5 ± 0.6	1.6 ± 0.5	1.0 ± 0.6
合計スコア	4.7 ± 1.2	4.8 ± 1.1	4.2 ± 1.1

（文献6より改変引用）

画像強調内視鏡観察と*H. pylori*現感染胃がん

　近年，narrow band imaging（NBI）やblue laser imaging（BLI），linked color imaging（LCI），texture and color enhancement imaging（TXI）など新たな内視鏡観察法である画像強調内視鏡（image enhancement endoscopy；IEE）観察により，白色光（white light imaging；WLI）観察時よりも胃炎の評価，および胃がんや前がん病変の検出率が向上することが報告されている[12]。実際に通常WLIで可視化できなかった腸上皮化生（図4A）がIEEで容易に視認可能となり（図4B），有用性を発揮している。そのため，胃炎の京都分類でも腸上皮化生の検出にIEEによる評価を追加することが推奨されている。BLIやNBIで観察される腸上皮化生の代表的な所見には，腺窩辺縁上皮の辺縁に認める青白い線状の縁取り構造を示すlight blue crest（LBC）（図4C）や，上皮表層部に集積した微小な白色の不透明物質（脂肪滴）で微小血管が透見できなくなる現象で，非腫瘍粘膜では腸上皮化生の存在を強く示唆するwhite opaque substance（WOS）（図4D）がある。また，LCIではラベンダー領域（図4E）として観察される[13]。胃炎の京都分類においては，BLIやNBIではLBCやWOSの範囲を，LCIではラベンダー領域の範囲を評価して括弧内で表記することが決められている。また，欧州の診療ガイドラインであるMAPS Ⅱでも，胃粘膜萎縮や腸上皮化生の評価にはOLGA分類やOLGIM分類を使用して病理組織学的な評価を行うことに加えて，高画質の内視鏡を使用して色素内視鏡検査やIEEによって診断することの重要性を強調している[4]。

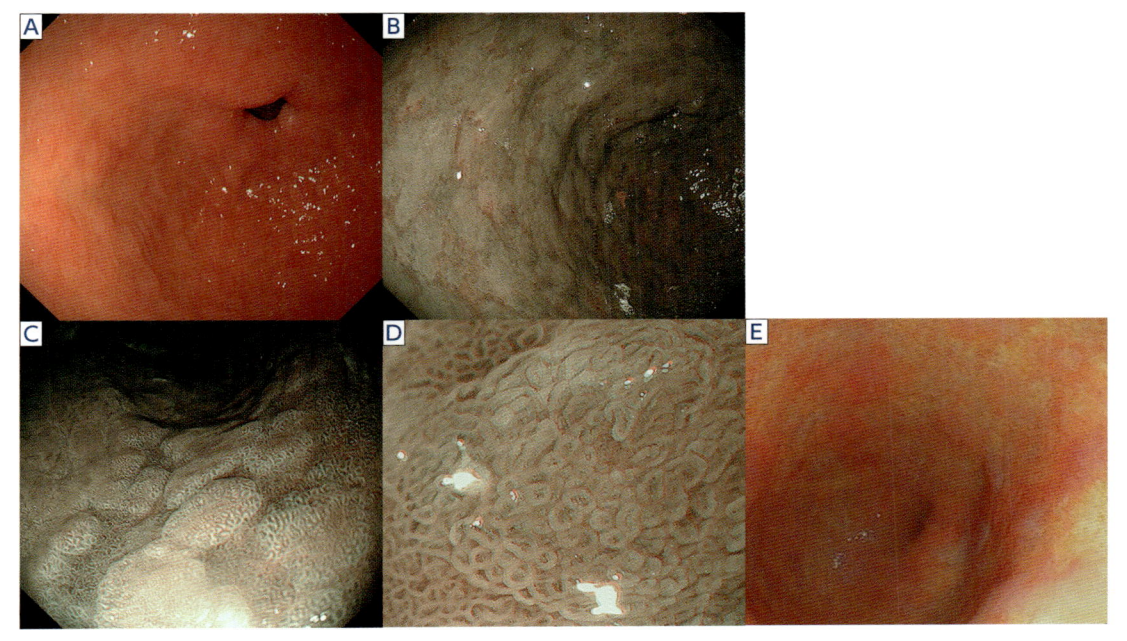

図4　腸上皮化生

A：WLI像
B：NBI像
C：light blue crest（NBI像）
D：white opaque substance（NBI像）
E：ラベンダー領域（LCI像）

まとめ

▶ *H. pylori* 現感染胃がんにおける内視鏡的胃がんリスク所見は，胃粘膜萎縮と腸上
皮化生を正しく評価することが最も重要であり，WLI観察に加えて適切にIEE評価
を行うことが必要である。

▶ 現在，多くの施設で病理組織学的評価に加えて内視鏡検査を併用した評価方法が選
択されているが，リスクの評価を行った上でリスクの層別化を行い，それを臨床の
現場に反映することが必要と考えられる。

▶ 胃がんリスク評価に胃炎の京都分類は有用性が高いことが考えられるが，胃がんリ
スク因子が分化型胃がんと未分化型胃がんで異なるためにスコアリングに入れる項
目を組織別に変える必要性があること，現感染と既感染で合計点数のベースが異な
るために単純比較が難しいことなどの問題もあり，今後新たな項目の追加や項目の
重みづけの変更，調査対象の違いによるスコアリングシステムの工夫など，検討す
べき点が残されている。

▶ 今後，*H. pylori* の感染率が低下する中で胃がんの発症率も徐々に低下することが
予想されるが，現感染胃がんと除菌後胃がんの臨床的特徴の違いをとらえて的確な
診療を行うことが重要である。

文献

1) 国際連合広報センター：人口と開発.
[https://www.unic.or.jp/activities/economic_social_development/social_development/population/](2024年11月22日閲覧)

2) Kato M, et al:Guidelines for the management of Helicobacter pylori infection in Japan:2016 Revised Edition. Helicobacter. 2019;24(4):e12597.

3) Rugge M, et al:Gastritis staging in clinical practice:the OLGA staging system. Gut. 2007;56(5):631-6.

4) Pimentel-Nunes P, et al:Management of epithelial precancerous conditions and lesions in the stomach (MAPS II): European Society of Gastrointestinal Endoscopy (ESGE), European Helicobacter and Microbiota Study Group (EHMSG), European Society of Pathology (ESP), and Sociedade Portuguesa de Endoscopia Digestiva (SPED) guideline update 2019. Endoscopy. 2019;51(4):365-88.

5) 加藤元嗣, 他編：胃炎の京都分類. 改訂第3版. 春間 賢, 監. 日本メディカルセンター, 2023.

6) Sugimoto M, et al:Efficacy of the Kyoto Classification of Gastritis in Identifying Patients at High Risk for Gastric Cancer. Intern Med. 2017;56(6):579-86.

7) Sugimoto M, et al:Chemoprevention of gastric cancer development after *Helicobacter pylori* eradication therapy in an East Asian population:Meta-analysis. World J Gastroenterol. 2020;26(15):1820-40.

8) Take S, et al:Risk of gastric cancer in the second decade of follow-up after Helicobacter pylori eradication. J Gastroenterol. 2020;55(3):281-8.

9) Yamamoto K, et al:Clinicopathological analysis of early-stage gastric cancers detected after successful eradication of Helicobacter pylori. Helicobacter. 2011;16(3):210-6.

10) Saka A, et al:Endoscopic and histological features of gastric cancers after successful Helicobacter pylori eradication therapy. Gastric Cancer. 2016;19(2):524-30.

11) 杉本光繁, 他：*Helicobacter pylori*現感染・除菌後胃がんの臨床的特徴. Helicobacter Res. 2020;24(2):150-5.

12) Sugimoto M, et al:Efficacy of high-vision transnasal endoscopy using texture and colour enhancement imaging and narrow-band imaging to evaluate gastritis:a randomized controlled trial. Ann Med. 2022;54(1):1004-13.

13) Ono S, et al:Lavender Color in Linked Color Imaging Enables Noninvasive Detection of Gastric Intestinal Metaplasia. Digestion. 2018;98(4):222-30.

杉本光繁

2 | *H. pylori*除菌後胃がん

はじめに

　2013年に*Helicobacter pylori*(*H. pylori*)に対する除菌治療が保険適用になってから，一般診療において除菌治療は広く行われるようになった。わが国での除菌治療件数は年間150万件とされており[1]，*H. pylori*診療における除菌後の占める割合は増加してきている。それに伴って，内視鏡検査で発見される胃がんの多くが除菌後胃がんであることが報告されており[2]，今後も増加していくと予想される。除菌治療は胃がんの発症を予防することが示されているが，除菌治療後の異時性がんの発生率は年間約0.3%であり，除菌治療で胃がんの発症を完全に予防することはできない[2]。また，わが国での胃がん死亡者数は減少しているが，いまだに年間4.5万人いる[1]現状であり，今後の胃がん診療は除菌後胃がんを適切に診断・治療することが重要となる。さらに，除菌後胃がんを適切に診断するためには，除菌後胃がんのリスク因子に基づいて胃がんリスクを層別化し，除菌後胃がんの内視鏡的特徴をふまえた上での定期的な内視鏡経過観察が必要である。本項では，*H. pylori*除菌後胃がんの内視鏡的リスク所見について概説する。

*H. pylori*除菌による胃粘膜の変化

　*H. pylori*除菌治療後の胃粘膜は，菌の消失に伴って好中球浸潤は速やかに消失するが，単核球浸潤は残存し，慢性非活動性胃炎の状態となる。胃炎の京都分類(☞2章1「*H. pylori*現感染胃がん」表1参照)では，*H. pylori*現感染の内視鏡所見として，びまん性発赤，粘膜腫脹，胃粘膜萎縮，腸上皮化生，皺襞腫大，白濁粘液などが挙げられている。そのうち，びまん性発赤や粘膜腫脹，皺襞腫大の所見は，除菌治療後の好中球浸潤の消失に伴って速やかに改善する。一方で，胃粘膜萎縮や腸上皮化生は残存する。

　当院で行った除菌後の内視鏡所見の長期変化に関する検討では，10〜20年にわたって内視鏡経過観察をした167人(除菌後143人，現感染4人，未感染20人)を対象とし，胃炎の京都分類胃がんリスクスコアの変化を後ろ向きに検討した(図1)。除菌後群では皺襞腫大・びまん性発赤は初回内視鏡から5年以内に有意に改善する結果となった(図1D，F)。一方で，胃粘膜萎縮は10年以上の長期経過で徐々に改善していき(図1B)，腸上皮化生に関しては長期経過において有意な改善を認めなかった(図1C)。本研究は内視鏡所見のみを評価したものであったが，除菌後胃粘膜の組織学的な評価として，Kodamaらは除菌

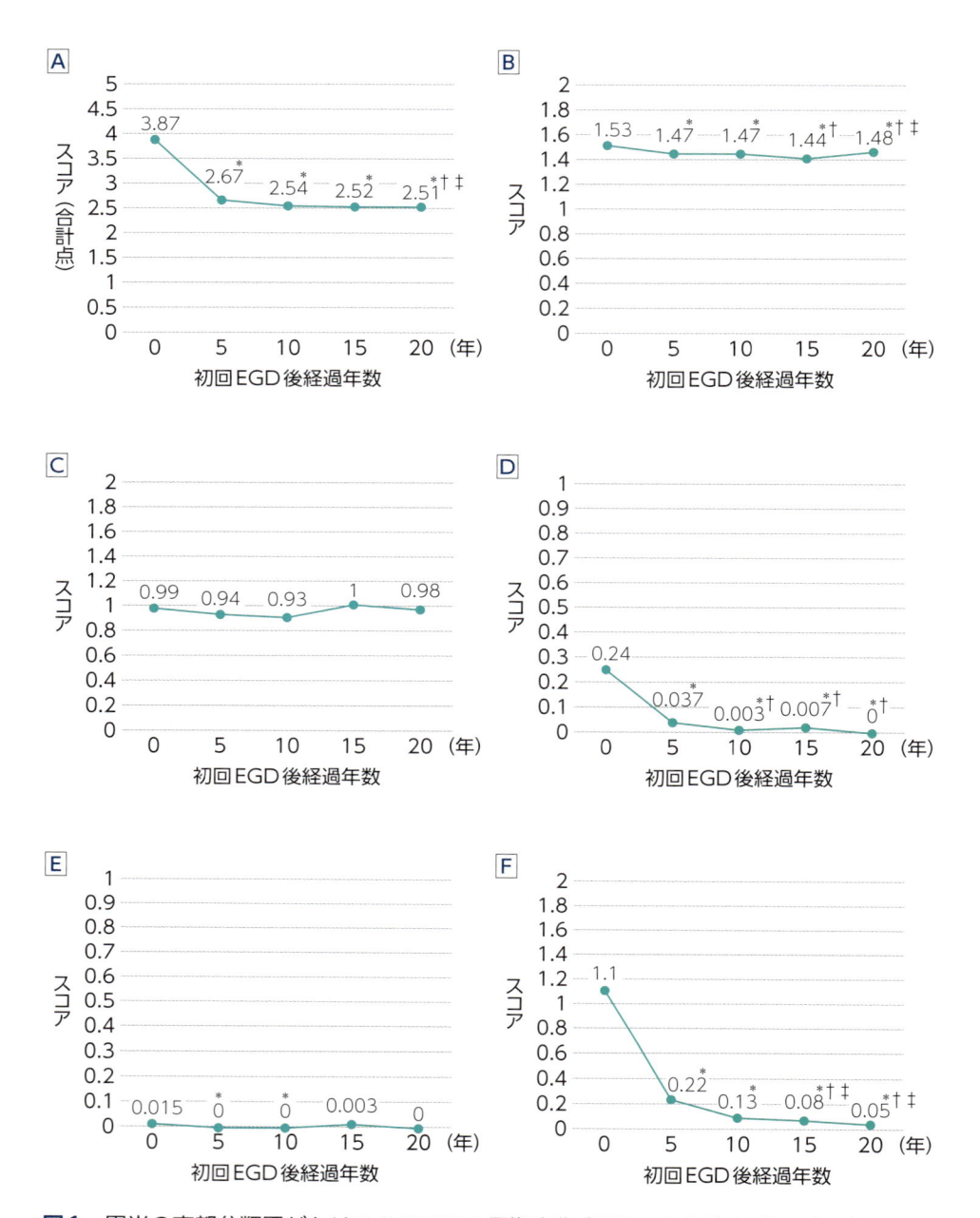

図1 胃炎の京都分類胃がんリスクスコアの長期変化（当院での未発表データ）

A：胃がんリスクスコアの合計点
B：胃粘膜萎縮スコア
C：腸上皮化生スコア
D：皺襞腫大スコア
E：鳥肌スコア
F：びまん性発赤スコア

20年の長期経過観察において，胃がんリスクスコアの合計点，胃粘膜萎縮スコア，皺襞腫大スコア，びまん性発赤スコアで有意な改善を認めた

＊：$p < 0.05$ vs. 初回EGD，†：vs. 5年後EGD，‡：vs. 10年後EGD
EGD：esophagogastroduodenoscopy（上部消化管内視鏡）

後患者172人を対象として，単核球，好中球，胃粘膜萎縮，腸上皮化生に関してSydney
システムを用いた検討を行っている[3]。この検討では，除菌前と比較して，単核球・好中
球浸潤は1年以内に有意に改善した。胃粘膜萎縮に関しても前庭部・胃体部ともに除菌1
年後の萎縮スコアは有意に低下していた。萎縮スコアはその後も減少し，除菌後10年間
で改善すると報告している。一方で，腸上皮化生は前庭部・胃体部ともに除菌後17年間
でスコアの有意な変化を示さず，改善しなかった。以上の結果から，除菌後の長期経過に
おいて，胃粘膜萎縮は内視鏡所見上も組織学的にも改善していくと考えられる。

　除菌によりびまん性発赤が消退すると，非萎縮粘膜は白色調に変化し，萎縮・腸上皮化
生粘膜では発赤が残存する色調逆転現象[4]が起こり，地図状発赤として観察される。地図
状発赤は比較的境界明瞭な発赤で，斑状，びらん状，不整形小陥凹，地図状，まだら状など
様々な形態を示す（**図2**）。地図状発赤の出現パターンは前述のように色調逆転現象によ
り生じるパターンと，除菌後における腺窩上皮の過形成の出現により，除菌前の発赤調胃
粘膜に除菌後の白色調粘膜が被覆して地図状発赤が浮かび上がるパターンが考えられて
いる。また，高度萎縮例ほど出現しやすく，組織学的には72.7%に腸上皮化生を認めるこ
とが判明している[5]。前述した当院での長期的な内視鏡変化の検討では，除菌後の長期経

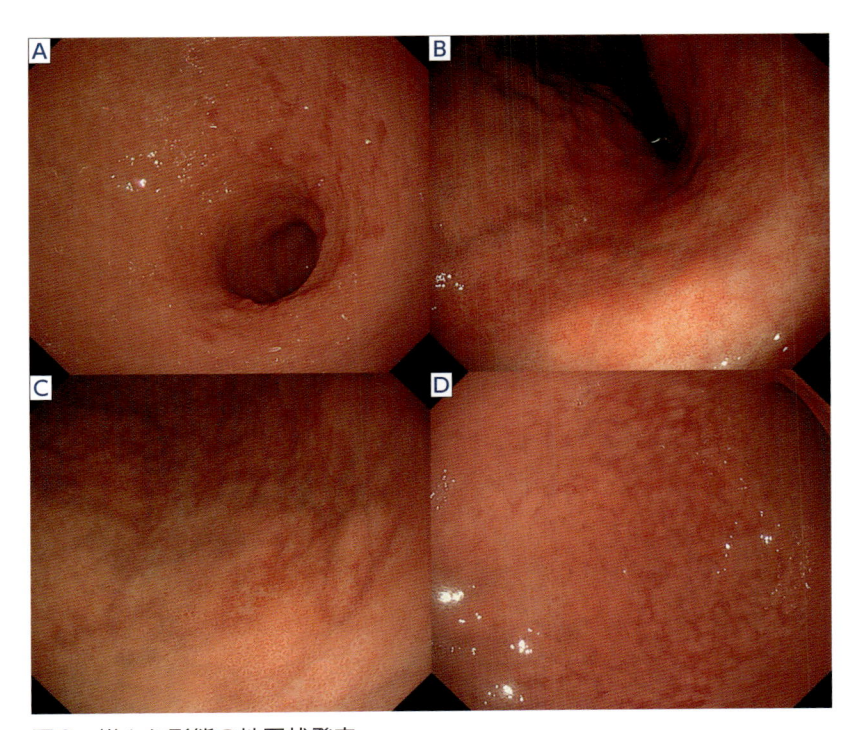

図2　様々な形態の地図状発赤

A：斑状発赤（前庭部）
B：地図状発赤
C：びらん状発赤
D：まだら状発赤

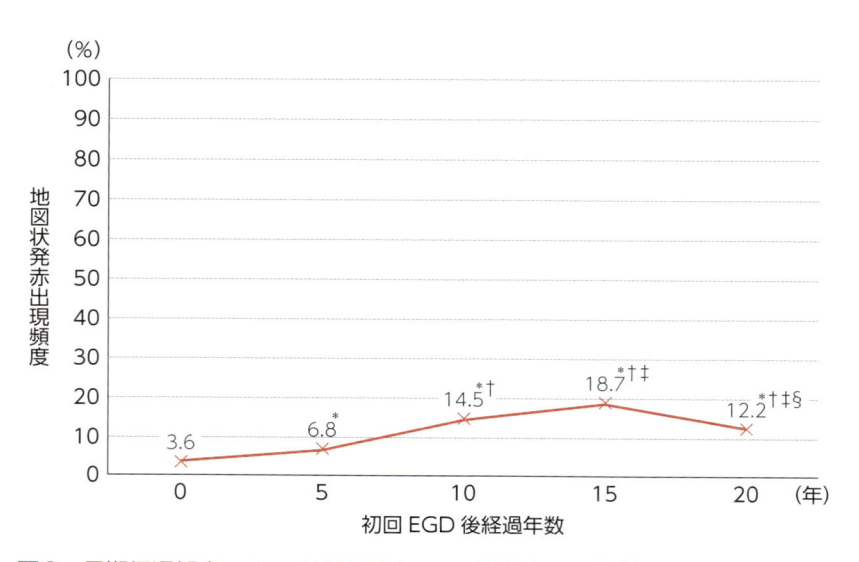

図3 長期経過観察における地図状発赤の出現頻度の変化（当院での未発表データ）

地図状発赤の出現頻度は，初回EGDからその後15年までの時間経過とともに，有意に増加した
＊：$p < 0.05$ vs. 初回EGD，†：vs. 5年後EGD，‡：vs. 10年後EGD，§：vs. 15年後EGD

過の中で，時間が経過するほど地図状発赤の出現頻度が上昇していく結果であった（**図3**）。除菌後の全症例で地図状発赤が生じるわけではないが，地図状発赤は除菌後胃粘膜を示唆する特徴的な内視鏡所見のひとつと言える。

H. pylori 除菌後胃がんの特徴

　H. pylori 除菌後胃がんの内視鏡所見上の特徴として，表面陥凹型で発赤調を呈し，非噴門腺領域に多く，20mm以下の小病変が多いことが挙げられる（**図4，5**）。組織学的特徴としては，分化型腺がんが多いこと，胃型あるいは胃型優勢の混合型が多く，Ki-67 index scoreが低いことが挙げられる。また，腫瘍表層を異型の乏しい上皮（epithelium with low grade atypia；ELA）が覆うことによる胃炎様変化が観察されるため，境界が不明瞭で内視鏡的に診断することが難しく，*H. pylori* 現感染胃がんと比較して粘膜下層に浸潤して発見されることが多い。これらの特徴は除菌後早期に発見されるがんだけではなく，長期経過の中で発生したがんに関しても同様に認められる。上記の特徴を念頭に置いた上で，除菌後の内視鏡観察としては，萎縮領域内の血管透見不良，発赤・褐色調などの色調変化，粘膜凹凸に注意し，慎重に観察を行うことが重要である。

　また，頻度は少ないものの，未分化型がんの発生も報告されている。未分化型がんは胃粘膜萎縮の程度が軽〜中等度の症例において，10年以上の長期経過での発生率が高い。除菌治療による胃発がん予防効果は分化型がんに限定され，未分化型がんへの効果は少ない可能性があるため[6]，除菌後の長期内視鏡経過観察においては注意が必要である。

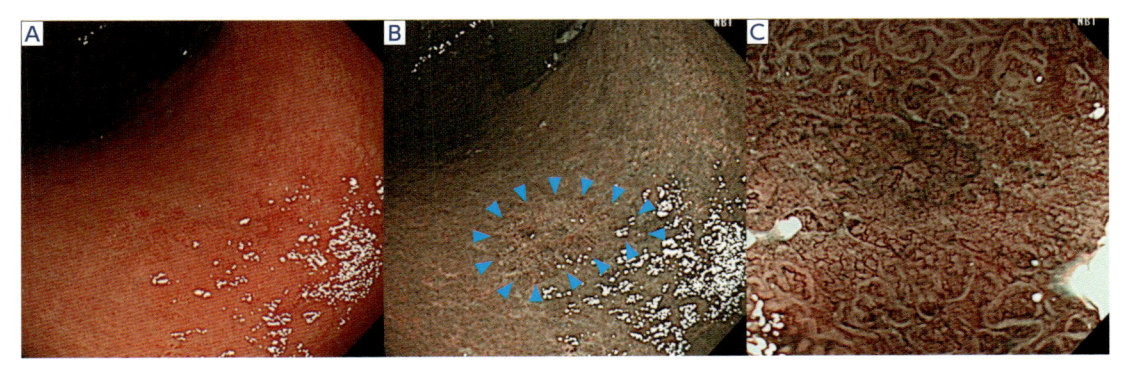

図4　除菌後胃がんの内視鏡的特徴（症例1：60歳代，男性）
除菌後8年で発見された除菌後胃がん
A：WLI像（GIF-H260Z）。体中部小彎，15mm大の発赤調陥凹病変
B：NBI像。陥凹に一致して明瞭なdemarcation line（矢頭）を認める
C：NBI拡大像。irregular micro vessel pattern, irregular micro surface patternを認める

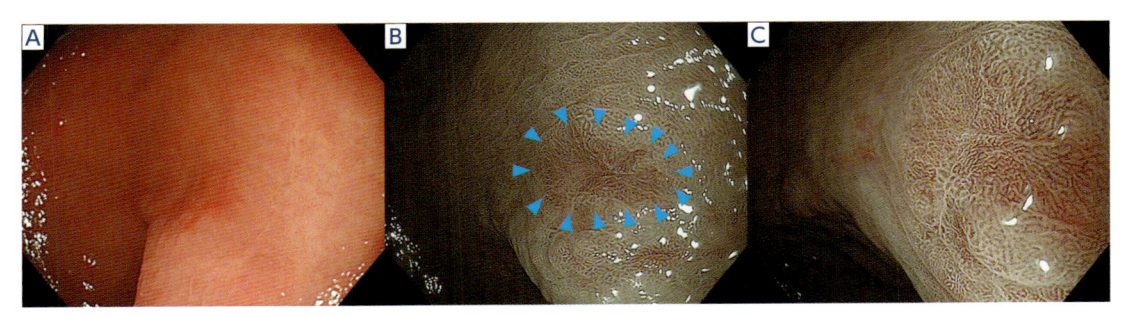

図5　除菌後胃がんの内視鏡的特徴（症例2：80歳代，男性）
除菌後15年で発見された除菌後胃がん
A：WLI像（GIF-EZ1500）。前庭部小彎後壁，10mm大の発赤調陥凹病変
B：NBI像。陥凹に一致して明瞭なdemarcation line（矢頭）を認める
C：NBI拡大像。irregular micro vessel pattern, irregular micro surface patternを認める

H. pylori 除菌後胃がんの内視鏡的胃がんリスク所見

　　一般的な胃がんのリスク因子として，環境因子（H. pylori感染，喫煙，塩分・赤肉の摂取など），遺伝的因子（家族歴，リンチ症候群，自己免疫性胃炎など），H. pyloriの病原性因子などがある。特にH. pylori除菌後胃がんの背景因子としては，男性，除菌時高齢，胃潰瘍症例，除菌前多発がんなどが報告されている[3, 6]。

　　内視鏡的・病理学的リスク因子の評価方法として，欧米ではUpdated Sydney Systemやoperative link on gastritis assessment（OLGA）分類，operative link on gastric intestinal metaplasia assessment（OLGIM）分類などの胃粘膜の病理組織学的評価法に基づくスコアリングシステムが使用されている。わが国においては，内視鏡所見を用いた胃炎の京都分類に基づいたリスク評価が広く行われている。胃炎の京都分類では，胃が

んのリスクとなる内視鏡所見として，萎縮，腸上皮化生，びまん性発赤，鳥肌，皺襞腫大の5つの所見を取り上げ，その程度によって胃がんリスクをスコアリングする「胃がんリスクの内視鏡所見スコア」を提唱している[7]。その中でも萎縮，腸上皮化生に関しては，除菌後胃がんとの関連性が指摘されている。

Shichijoらは定期内視鏡検査を受けた3,392人の患者を対象とした研究で，前庭部に腸上皮化生を認めたグループでは腸上皮化生がないグループと比較して胃がんのハザード比（HR）が3.6，体部に腸上皮化生があるグループではHRが3.7であり，内視鏡的萎縮が高度のグループは萎縮なし／軽度のグループと比較してHRが9.3であると報告している[8]。その他にも，わが国でのいくつかの多施設共同研究やコホート研究で，高度胃粘膜萎縮や腸上皮化生が除菌後胃がんのリスク因子であることが示されている。前述した当院における除菌治療後長期経過での内視鏡所見の変化に関する検討でも，経過中に胃がんが発生したグループ（胃がんグループ）と発生しなかったグループ（非がんグループ）での内視鏡所見の変化を検討している（**図6**）。胃がんグループでは非がんグループと比較して，有意に胃粘膜萎縮と腸上皮化生のスコアが高かった（**図6A，B**）。

前述のように，胃炎の京都分類で示されている5つの内視鏡所見のうち，萎縮と腸上皮化生は除菌後胃がんのリスク因子であることが判明しているが，びまん性発赤，鳥肌，皺襞腫大は除菌後速やかに消退もしくは改善してしまうため，除菌後胃がんのリスクを評価するためには適当でないと考えられる。一方で，除菌後に新たに出現する所見として，地図状発赤が挙げられる。地図状発赤は高度萎縮例に出現しやすく，除菌後胃がんのリスク所見であることが指摘されている。Moribataらは早期胃がんに対して内視鏡的粘膜下層剥離術（endoscopic submucosal dissection；ESD）を受け，その後 *H. pylori* 除菌に成功した122人の患者を対象とし，ESD前の *H. pylori* と関連する内視鏡所見と除菌後の変化を異時性がんの発生に応じて評価した[9]。除菌後に地図状発赤が出現したのは32％で，除菌後胃がん症例では地図状発赤を有する割合が高く，regular arrangement of collecting venules（RAC）所見は有意に少ない結果であった。多変量解析では，除菌後胃がんの独立したリスク因子として，地図状発赤を認めることと，RACを認めないことが明らかになった。当院での除菌後長期内視鏡所見変化の検討でも，胃がんグループでは非がんグループと比較すると有意に地図状発赤の発生頻度が高かった（**図6C**）。

また，当院では除菌11年後に地図状発赤の出現とともに早期胃がんが発見された一例を経験している。症例は60歳代男性で，除菌治療前の内視鏡検査では，白色光（white light imaging；WLI）観察で木村・竹本分類open type Iの胃粘膜萎縮を認めていた（**図7A**）。除菌1年後の内視鏡検査では，胃体部小彎側の血管透見像が視認できなくなり，同部位に発赤を伴う粗造な粘膜が認められた（**図7B**）。除菌5年後の内視鏡検査でも同様に血管透見像は消失し，粗造な発赤を伴う粘膜が観察できた（**図7C**）。除菌11年後の内視鏡検査では粘膜の粗造な変化が改善していたが，一方で胃体中部小彎から胃体下部小彎

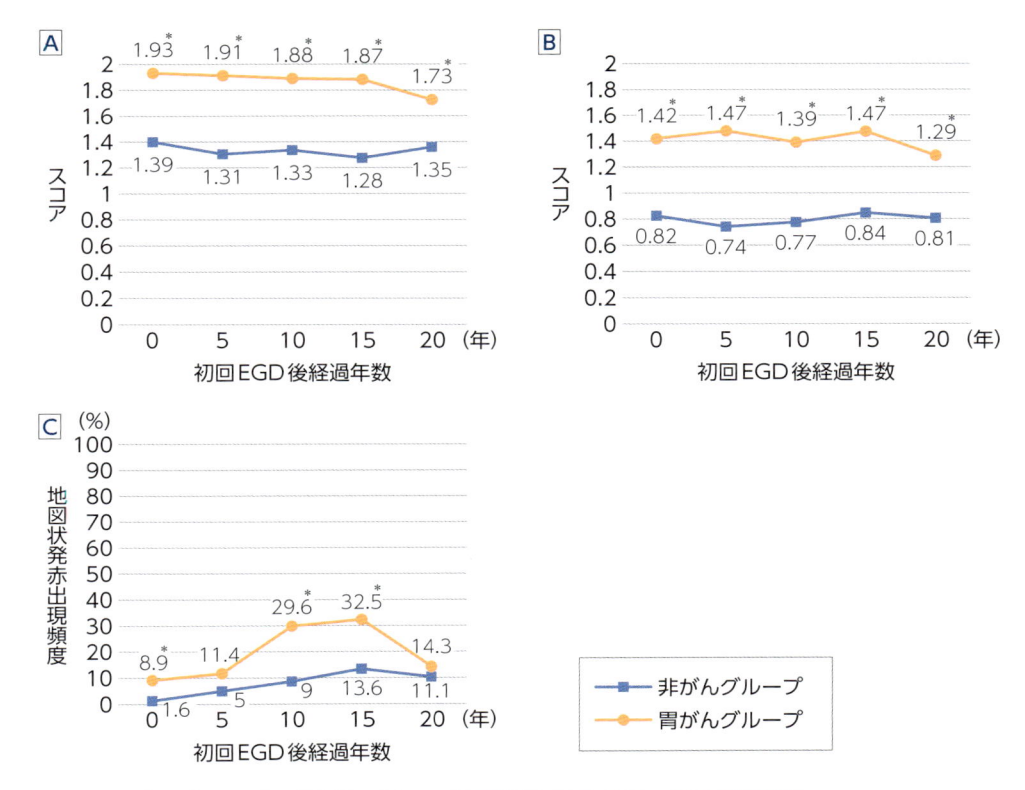

図6　胃がんグループ，非がんグループの胃がんリスクスコアの長期変化

A：胃粘膜萎縮スコア
B：腸上皮化生スコア
C：地図状発赤出現頻度
胃がんグループは，非がんグループと比較して，萎縮スコア，腸上皮化生スコア，地図状発赤出現頻度が有意に高かった
＊：$p < 0.05$ vs. 非がんグループ

までに地図状発赤の出現を認め，さらにその肛門側に白苔を伴う不整な発赤調陥凹性病変を認めた（**図7D**）。narrow band imaging（NBI）観察で明瞭な境界線（demarcation line；DL）を認め（**図7E**），その内部の粘膜構造不整が疑われたことによるがんの疑いから生検を施行したところ，管状腺がんの診断であった。ESDを行い，eCuraAの診断だったが，病理所見では背景胃粘膜として胃底腺粘膜と腸上皮化生が共存する組織像が確認できた。腫瘍の辺縁に腸上皮化生が残存する像を認めたことから，除菌後長期経過においては残存する腸上皮化生が胃がん発生に大きく関与している可能性が示唆された。

　以上のように，除菌後胃がんの新たなリスク因子が明らかになってきている中で，除菌後胃がんのリスクを反映した新しいスコアリングシステムの構築が試みられている。欧米では胃粘膜萎縮や腸上皮化生に関してOLGA分類，OLGIM分類を用いた組織学的検討が中心であったが，近年，早期胃がんのリスク層別化における腸上皮化生の内視鏡的グレード評価の目的でendoscopic grading of gastric intestinal metaplasia（EGGIM）

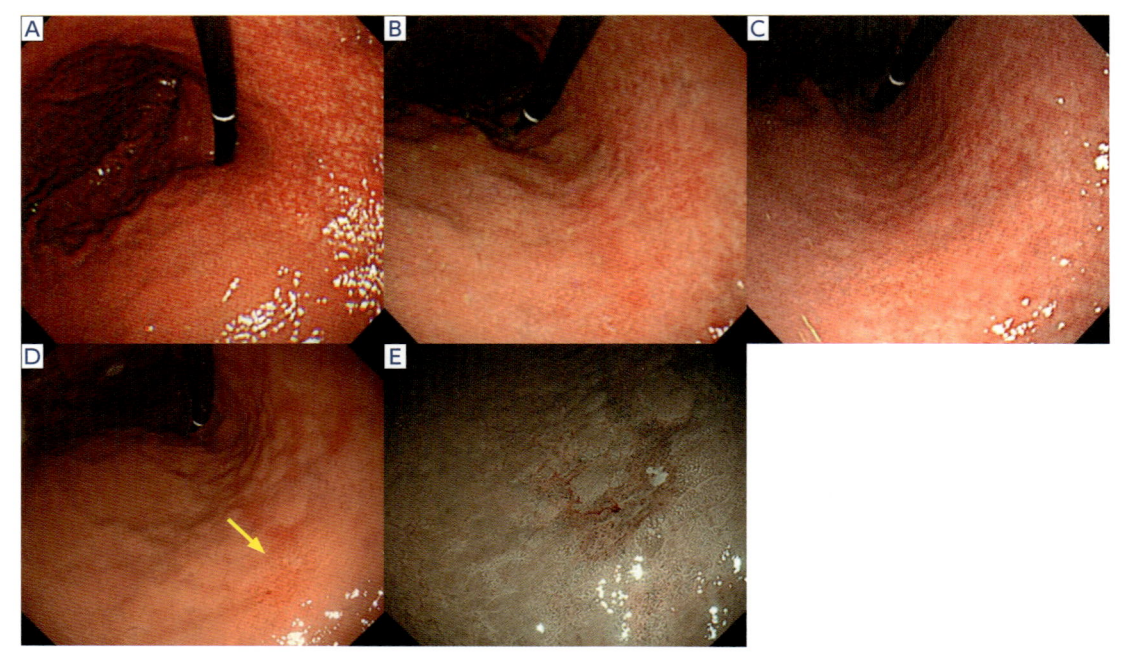

図7 当院で経験した，地図状発赤の出現とともに胃がんが発見された一例（60歳代，男性）

A：除菌前のWLI像（GIF-XP290N）。open type Iの胃粘膜萎縮を認める
B：除菌1年後のWLI像（GIF-XP290N）。萎縮粘膜の血管透見像が視認困難となり，同部位に発赤調の粗造粘膜を認めた
C：除菌5年後のWLI像（GIF-XP290N）。1年後と同様に血管透見像は視認困難であり，粗造粘膜を認める
D：除菌11年後のWLI像（GIF-1200N）。粗造粘膜が改善し，体中部小彎から体下部小彎にかけて地図状発赤が出現（矢印）
E：除菌11年後のNBI像（GIF-1200N）。地図状発赤の肛門側に白苔を伴う不整な発赤調陥凹性病変を認めた。NBI非拡大観察で不整な構造変化を認め，生検で管状腺がん（Group 5）であった

の検討が行われている。EGGIMは，高解像度内視鏡でのNBI所見を用いたスケールで，胃内の5つの領域（前庭部小彎，前庭部大彎，胃体部小彎，胃体部大彎，胃角）における腸上皮化生の程度を評価したものである。腸上皮化生の内視鏡所見として，ハイビジョン拡大内視鏡やNBI非拡大観察での，light blue crest（LBC），white opaque substance（WOS），管状模様などの所見を挙げており，それぞれの領域に0（腸上皮化生なし），1（限局的な腸上皮化生），2（広範な腸上皮化生）で点数をつけ，その合計点（最大10ポイント）で評価を行う。多変量解析ではOLGA分類，OLGIM分類と比較して，胃がんリスクとの関連を認めており，胃がんリスク層別化に適している可能性が示された。

わが国においてもKawamuraらが，多施設前向き試験として，胃炎の京都分類胃がんリスクスコア，木村・竹本分類，EGGIM，OLGA分類，OLGIM分類と胃がんの関連性の強さを比較した[10]。多変量解析では，OLGIMステージⅢ／Ⅳ，高EGGIMスコア（5〜8点），木村・竹本分類でのopen typeの萎縮が胃がんリスクと有意に関連する結果であった。胃炎の京都分類では，open typeの胃粘膜萎縮，RACがみられないこと，画像強調内視鏡（image enhanced endoscopy；IEE）での胃体部の腸上皮化生，胃体部の地図状発赤が

独立した胃がんのリスク所見であった。この結果からKawamuraらは，胃角のRAC消失を2点，open typeの胃粘膜萎縮を1点，IEEでの胃体部の腸上皮化生（＞30％）を1点，胃体部の地図状発赤を1点とした改変胃がんリスクスコア（**表1**）[11]を提唱し，ROC-AUCにおいてオリジナルの胃炎の京都分類胃がんリスクスコアより優れていることを示した。

　除菌後胃がんを見逃さないためには，これらのリスク所見を考慮に入れた上での慎重な内視鏡観察と，これらのリスク因子により除菌後胃がんのリスクを層別化した上での検査間隔のマネジメントが必要である。

表1 改変胃がんリスクスコア

スコア	Odds比	P値	胃がんリスク
0	1	—	低
1			
2	8.6 (2.6-26.7)	＜0.001	中
3			
4	28.0 (8.7- 88.7)	＜0.001	高
5			

胃角のRAC消失　2点
open typeの萎縮　1点
IEE観察による体部の腸上皮化生（＞30％）　1点
体部の地図状発赤　1点

（文献11より引用）

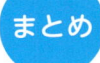 **まとめ**

▶ *H. pylori*除菌治療が広く普及し，*H. pylori*除菌後胃がんの割合が高くなってきている。

▶ 除菌後の胃粘膜では，びまん性発赤，粘膜腫脹，皺襞腫大の所見は速やかに改善するが，胃粘膜萎縮と腸上皮化生は残存する。また，除菌後には地図状発赤が出現することがある。

▶ 除菌後胃がんの内視鏡所見上の特徴としては，非噴門腺領域に多く，表面陥凹型で発赤調，20mm以下の小病変，分化型腺がんが多いことが挙げられる。腫瘍表層を異型の乏しい胃炎様上皮が覆うため，境界不明瞭であり，内視鏡的に診断することは難しい。

▶ 除菌後胃がんの内視鏡的リスク因子としては，高度な胃粘膜萎縮，腸上皮化生，地図状発赤が挙げられ，除菌後胃がんのリスクを反映した新しいスコアリングシステムの構築が試みられている。

文献

1) Tsuda M, et al:Effect on *Helicobacter pylori* eradication therapy against gastric cancer in Japan. Helicobacter. 2017;22(5):e12415.

2) Sugimoto M, et al:Chemoprevention of gastric cancer development after *Helicobacter pylori* eradication therapy in an East Asian population:Meta-analysis. World J Gastroenterol. 2020;26(15):1820-40.

3) Kodama M, et al:Gastric mucosal changes, and sex differences therein, after *Helicobacter pylori* eradication:A long-term prospective follow-up study. J Gastroenterol Hepatol. 2021;36(8)2210-6.

4) Nawata Y, et al:Reversal phenomenon on the mucosal borderline relates to development of gastric cancer after successful eradication of *H. pylori*. J Gastroenterol Hepatol Res. 2017;6(2):2333-8.

5) Nagata N, et al:Predictability of gastric intestinal metaplasia by mottled patchy erythema seen on endoscopy. Gastroenterology Res. 2011;4(5):203-9.

6) Take S, et al:Risk of gastric cancer in the second decade of follow-up after *Helicobacter pylori* eradication. J Gastroenterol. 2020;55(3):281-8.

7) 加藤元嗣, 他編:胃炎の京都分類. 改訂第3版. 春間　賢, 監. 日本メディカルセンター, 2023, p156-61.

8) Shichijo S, et al:Association between gastric cancer and the Kyoto classification of gastritis. J Gastroenterol Hepatol. 2017;32(9):1581-6.

9) Moribata K, et al:Endoscopic features associated with development of metachronous gastric cancer in patients who underwent endoscopic resection followed by *Helicobacter pylori* eradication. Dig Endosc. 2016;28(4):434-42.

10) Kawamura M, et al:Kyoto classification risk scoring system and endoscopic grading of gastric intestinal metaplasia for gastric cancer:Multicenter observation study in Japan. Dig Endosc. 2022;34(4):508-16.

11) Kawamura M, et al:Kyoto classification risk scoring system and endoscopic grading of gastric intestinal metaplasia for gastric cancer:Multicenter observation study in Japan. Dig Endosc. 2022;34(3):508-16.

岩田英里

3 | *H. pylori* 未感染胃がん

はじめに

　　Helicobacter pylori（*H. pylori*）は，今や胃がんの主要な原因として広く知られるようになった。かつては*H. pylori*感染率が高く，除菌が普及していなかったため，*H. pylori*現感染胃がんが主流だった。しかし，2013年にわが国で*H. pylori*除菌治療が保険適用となり，除菌治療が広く普及するとともに，近年，*H. pylori*感染率は著しく低下し，*H. pylori*に一度も感染したことがない人口が増加している。これに伴い，*H. pylori*未感染の胃から発生する*H. pylori*未感染胃がんの割合が相対的に上昇しており，数々の報告が散見されるようになった。わが国での報告では，*H. pylori*未感染胃がんの頻度は胃がん全体の1％未満[1]と非常に稀な疾患であるが，*H. pylori*感染率は今後も低下していくことが推測され，*H. pylori*未感染胃がんの頻度も上昇していくことが予想される。そのため，検診を含む日々の内視鏡診療において*H. pylori*未感染胃がんを見逃さないために，*H. pylori*未感染胃がんの内視鏡所見やリスク所見を意識した診療が必要である。本項では，*H. pylori*未感染胃がんの種類・特徴と，その内視鏡的リスク所見に関して概説する。

H. pylori 未感染胃がんとは

　　*H. pylori*未感染胃がんの明確な定義は，現在のところ定まっていない。上村らは，*H. pylori*感染判定法で陰性かつ組織学的胃炎，萎縮性胃炎を認めないものを*H. pylori*未感染と定義し，そこから発生する胃がんを*H. pylori*未感染胃がんと定義した[2]。その後の既報の判定基準からは，以下のものを*H. pylori*未感染と定義し，そのような背景胃粘膜から発生する胃がんを*H. pylori*未感染胃がんと定義している。

「*H. pylori* 未感染」の定義

① 2種類以上の*H. pylori*感染判定法で陰性

② 内視鏡観察で胃粘膜萎縮を認めない

③ 組織学的に活動性胃炎，萎縮，腸上皮化生，リンパ濾胞を認めない

④ 除菌の既往がない

前述のように，現在の*H. pylori*未感染胃がんの頻度は，胃がん全体のおよそ1%未満程度とされている[1]が，*H. pylori*感染の有無を調べる精度により異なる。数々の報告からは，複数の感染診断と，組織学的・内視鏡的萎縮の判定項目を入れることが必要であると言える。

*H. pylori*未感染胃がんの背景胃粘膜

*H. pylori*感染状態によって，発生する可能性のある胃がんやそのリスクも変化する。よって，日常の内視鏡診療において患者の*H. pylori*感染状態を正確に評価し，発生しうる胃がんやそのリスクを考慮しながら内視鏡観察を行うことが，重要所見を見逃さないために大切である。

*H. pylori*未感染胃粘膜の内視鏡所見としては，胃内に残存する胃液は透明，漿液性で，胃体部大彎の粘膜襞は4mm前後で胃角部に向かって縦走しており，前庭部や幽門部では光沢のある均一な粘膜を認める。また，前述のように*H. pylori*感染診断を行うには，内視鏡的な萎縮の有無の判定が必要である。胃粘膜萎縮の内視鏡所見は粘膜の白色調・褪色調変化，血管透見像であるが，*H. pylori*除菌後の粘膜では時として萎縮境界がモザイク状で不明瞭な場合がある。このような場合には，narrow band imaging（NBI）などの画像強調内視鏡（image enhanced endoscopy；IEE）を併用することで萎縮の有無・局在診断の助けになることがある（**図1**）。IEEは，胃粘膜萎縮だけではなく，腸上皮化生や地図状発赤の検出にも有用であり，内視鏡による*H. pylori*感染診断に役立つ（☞ **1章4「IEEによる胃がん診断」**参照）。

Yagiらは胃底腺領域にみられるヒトデ型の規則的な集合細静脈をregular arrangement of collecting venules（RAC）（**図2**）と名づけ，*H. pylori*未感染胃粘膜の特徴として挙げている[3]。RACが体下部小彎に確認できれば，95%以上の確率で*H. pylori*未感染胃

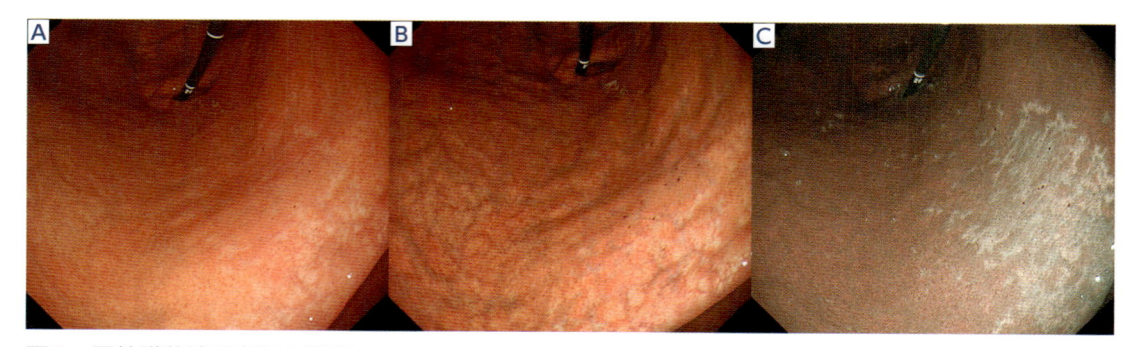

図1　胃粘膜萎縮の有無の判定
A：WLI像。胃体中部小彎まで胃粘膜萎縮を認めるが，境界は不明瞭である
B：TXI像（mode 2）。色調の差が強調され，萎縮境界がややわかりやすくなっている
C：NBI像。萎縮粘膜が白色調となり，さらに萎縮境界が鮮明になっている

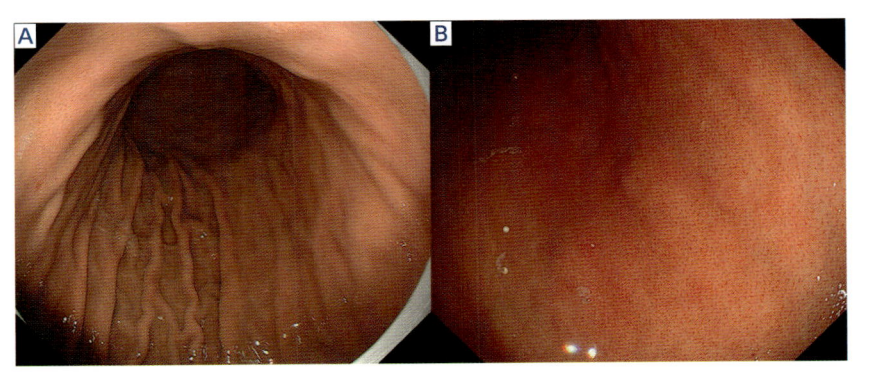

図2 RAC

A：胃粘膜萎縮のない胃体下部小彎の見下ろし像。遠目だが，RACが観察できる
B：RAC近接像。ヒトデ型の規則的な集合静脈が観察できる

粘膜である。RACは*H. pylori*未感染診断において感度・特異度ともに高い所見であるが，集合細静脈自体は*H. pylori*未感染粘膜以外にも観察される場合があることには注意が必要である。若年者や十二指腸潰瘍症例など胃粘膜萎縮が軽度の症例では，*H. pylori*現感染であっても胃体部にRACが観察されることがある。また，*H. pylori*除菌例でも炎症の改善に伴い胃体部の非萎縮域にRACを認めることがある。そのため，RACの判定は胃角部～胃体下部小彎で行うことが推奨される。

*H. pylori*未感染胃がんの種類と特徴，リスク所見

　*H. pylori*未感染胃がんの分類に関しては施設ごとに分類の様式が異なるが，大きく①未分化型胃がん，②胃底腺型胃がん，③低異型度の分化型胃がん，の3つに分類される[4]。胃底腺型胃がんは，病理組織学的に胃底腺型腺がんと胃底腺粘膜型腺がんに分類される。また低異型度の分化型胃がんは，腺窩上皮型腫瘍（ラズベリー型胃腫瘍），白色扁平隆起型の低異型度高分化腺がん，幽門腺領域に発生する腸型・胃腸混合型形質の低異型度高分化腺がん，その他の胃型腺がんに分類される。さらに，食道胃接合部・胃噴門部領域腺がんも*H. pylori*未感染胃粘膜から発生する胃がんである。その他の*H. pylori*が関与しない胃がんとしては，A型胃炎に発生する胃がん，Epstein-Barr（EB）ウイルス関連胃がん，遺伝性びまん性胃がん（hereditary diffuse gastric cancer；HDGC）やLynch症候群，家族性大腸ポリポーシスなどの遺伝的背景に伴う胃がんなどが挙げられる。

　*H. pylori*未感染胃がんの組織型は，腺領域と背景胃粘膜に強く関連するとされる[5]。*H. pylori*未感染胃がんは組織型により，発生する部位と腺領域に一定の傾向がみられる（☞1章3「*H. pylori*未感染胃がん」図1参照）。したがって，部位と腺領域，背景胃粘膜ごとの好発病変を意識した内視鏡観察が，*H. pylori*未感染胃がんを見逃さないために重要

である。部位ごとに発生しうるがんの特徴的所見を頭に入れた上で，*H. pylori* 未感染胃粘膜だと安心するのではなく，丁寧にスクリーニングを行うことを心がける。

以下に代表的な *H. pylori* 未感染胃がんの特徴，リスク所見に関して述べる。

1. 未分化型胃がん（純系印環細胞がん）

胃底腺型胃がんが報告されるようになる以前は，*H. pylori* 未感染胃がんの大半は未分化型胃がんであり，そのほとんどは純系印環細胞がんであった。純系印環細胞がんとは，por1／por2などの他の組織型を伴わない印鑑細胞がんのみで構成されるがんである。純系印環細胞がんの特徴としては，胃角部〜胃前庭部の胃底腺と幽門腺の腺境界領域に好発し，腫瘍径は比較的小さく，粘膜内がんであることがほとんどである。また多くの既報から，緩徐進行の腫瘍であると言える。病理組織学的には，豊富な粘液を有する印環細胞がんが腺頸部の増殖帯を中心に密に局在することが多く，粘膜全層に広がることは少ない。特に，粘膜内がんがその大半で緩徐進行であることは，*H. pylori* 現感染・除菌後未分化型胃がんと大きく異なる点であり，発見できれば内視鏡治療で治癒できる病変と言える。しかし，稀に腫瘍径が大きい例や粘膜下層浸潤を認める例も存在しており，治療方針決定や経過観察には十分な検討が必要である。

内視鏡所見としては，白色光（white light imaging；WLI）観察で境界明瞭な白色調・褐色調の平坦型ないし表面陥凹型の病変として認められる（**図3**）。NBIやlinked color imaging（LCI）などのIEE併用観察では白色調が強調され，周囲粘膜との境界がより明瞭になるため，WLI観察と比べ病変が認識しやすい。一方で，インジゴカルミン散布を行

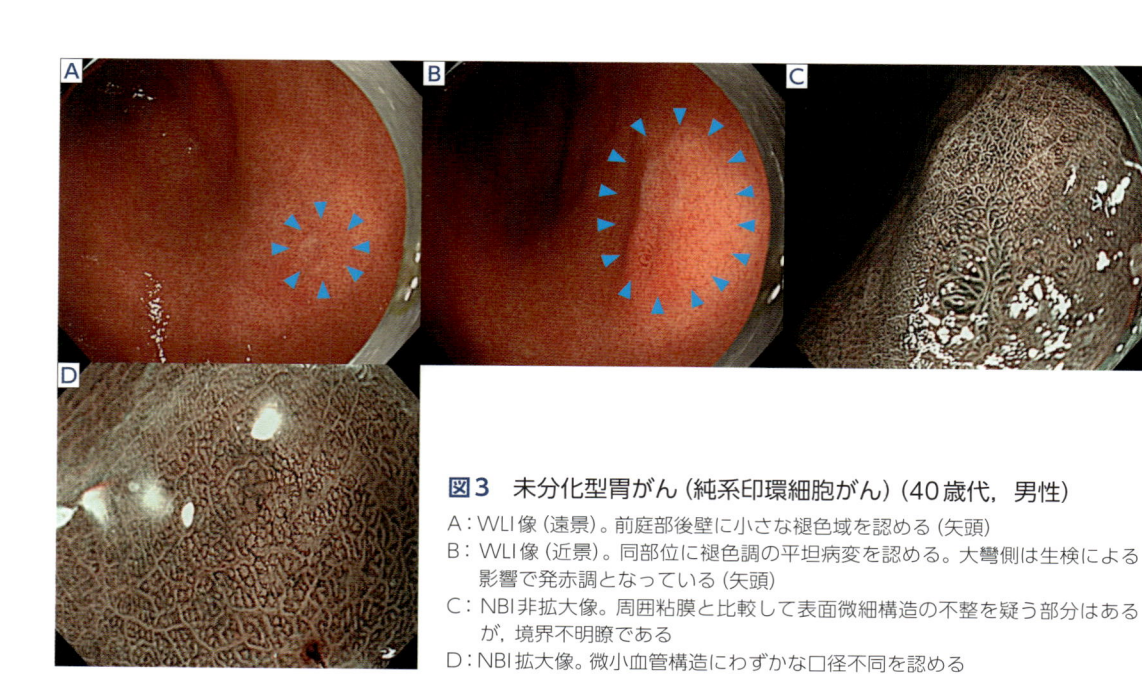

図3　未分化型胃がん（純系印環細胞がん）（40歳代，男性）
A：WLI像（遠景）。前庭部後壁に小さな褐色域を認める（矢頭）
B：WLI像（近景）。同部位に褐色調の平坦病変を認める。大彎側は生検による影響で発赤調となっている（矢頭）
C：NBI非拡大像。周囲粘膜と比較して表面微細構造の不整を疑う部分はあるが，境界不明瞭である
D：NBI拡大像。微小血管構造にわずかな口径不同を認める

うと，病変に周囲粘膜との段差がなく色調差がわからなくなり，病変の認識が困難となる場合があるため注意が必要である。NBI拡大観察では，純系印環細胞がんの発生初期には，非開口型腺管（縞状粘膜微細模様）の出現や開口型腺管の窩間部の開大は認められるものの，周囲粘膜との表面微細構造（MS pattern）や微小血管構造（MV pattern）の明確な差はなく，demarcation line（DL）を認めず，特徴的な所見に乏しい。印環細胞がんが腺頸部を越えて上皮直下まで進展すると，腫瘍に修飾された不正なMV patternや窩間部の開大などのMS patternの変化を認めるため，NBI拡大観察でも構造異型が確認できるようになる。しかし，病変の拾い上げに関して最も重要なのはWLI観察であり，病変を見逃さないためには，死角となりやすい胃角部小彎～後壁側に注意して，十分に空気を入れて伸展させた上で，胃角部を中心とした領域の全周の反転観察と正面視で丁寧に観察することが肝要である。

2. 胃底腺型胃がん

　　胃底腺型胃がんは，主に*H. pylori*未感染の胃底腺領域に好発する胃型形質の低異型度胃腫瘍である。*H. pylori*既感染であっても除菌後の非萎縮粘膜にも発生することがある。胃底腺型胃がんは，組織学的には，胃底腺型腺がんと胃底腺粘膜型腺がんに分類される。胃底腺型腺がんは，頸部粘液腺～胃底腺への分化のみを示す低悪性度の分化型腺がんであり，表層は非腫瘍粘膜に覆われ，腫瘍径は小さいものの粘膜下層浅層に浸潤していることが多い。一方で，胃底腺粘膜型腺がんは胃底腺への分化に加えて腺窩上皮への分化も示し，胃底腺型腺がんに比べて悪性度が高く，高異型度の症例，リンパ節転移を伴う症例，通常型の胃がん成分を伴う症例なども散見されるため，胃底腺型腺がんと区別して取り扱いに注意すべき腫瘍である。

　　胃底腺型腺がんは，胃体上部～中部の萎縮性変化のない胃底腺領域に発生し，粘膜下腫瘍様の扁平隆起を呈し，褐色調で腫瘍表面に毛細血管の拡張所見が認められることが多い（**図4，5**）。粘膜内にとどまる病変は平坦で，粘膜下腫瘍様の隆起を示す病変は粘膜下層浅層に及ぶことが多い。表層の非腫瘍粘膜が，過形成により発赤調変化を起こすこともある。WLI観察での内視鏡的特徴とNBI併用拡大観察での内視鏡的特徴として，それぞれ次の4つの所見が報告されている[6]。

WLI観察での内視鏡的特徴

①上皮下・粘膜下腫瘍様の隆起性病変

②白色調・褐色調

③拡張した樹枝状の血管

④背景粘膜に萎縮性変化を認めない

NBI併用拡大観察での内視鏡的特徴

①明瞭なDLなし

②腺開口部の開大

③窩間部の開大

④irregularityに乏しい微小血管

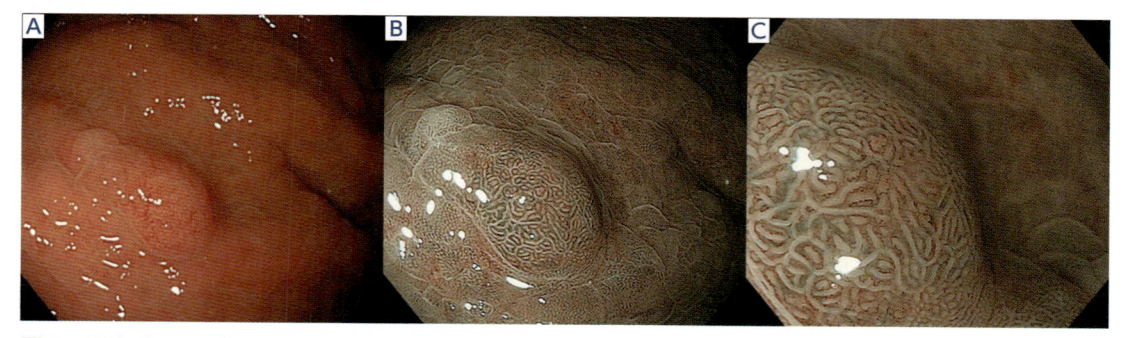

図4　胃底腺型胃がん（症例1：60歳代，男性）
A：WLI像。胃体上部大彎に褐色調の隆起性病変を認める。腫瘍表面の毛細血管拡張を伴っている
B：NBI非拡大像。腺開口部や窩間部の開大を認める
C：NBI拡大像。微小血管構造にわずかな口径不同を認めるものの，明瞭なDLを認めない

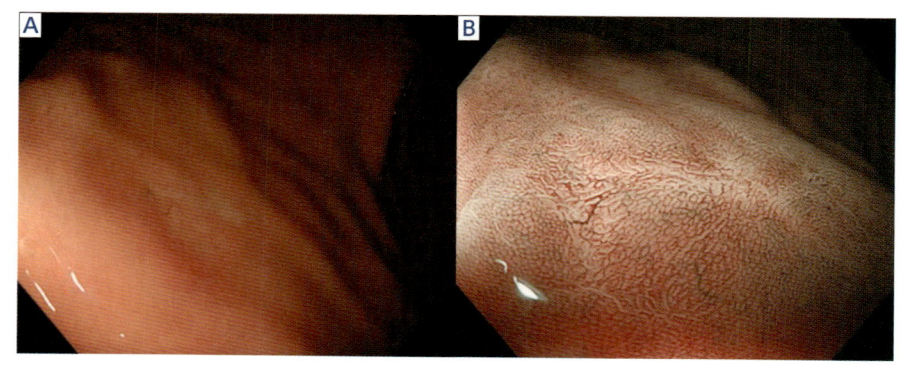

図5　胃底腺型胃がん（症例2：70歳代，男性）
A：WLI像。胃体下部前壁に褪色調平坦病変を認める。樹枝状の血管拡張を伴っている
B：NBI拡大像。生検による変化を認めるが，明らかな表面微細構造の不整を認めず，明瞭なDLを認めない

　これらの所見は，胃底腺型胃がんが一般的に非腫瘍粘膜で覆われているため，発生母地や発育進展形式により修飾されたものである。早期胃がんの拡大内視鏡診断アルゴリズム（magnifying endoscopy simple diagnostic algorithm for early gastric cancer；MESDA-G）やvessel plus surface（VS）classification systemでは，胃底腺型腺がんは表層が非腫瘍粘膜で覆われるため，がんと診断することが困難な症例が多い。腫瘍が粘膜内にとどまる場合は褪色調平坦病変を示し，前述の純系印環細胞がんとの鑑別が必要になるが，表層の血管拡張が鑑別ポイントである（**図5**）。一方で，胃底腺粘膜型腺がんは，上記のWLI・NBI併用拡大観察の所見を伴わないことが多く，胃底腺型腺がんと比較して腫瘍径が大きく，表層に腺窩上皮型のがん成分が露出していることから，明瞭な境界や不整なMS pattern・MV patternを認める。ただし，胃底腺型腺がんと類似する症例など多様性があることが判明しているため，鑑別には注意を要する。
　胃底腺型胃がんは大彎側にも好発するため，病変の存在診断のためには大彎襞の十分な

空気伸展と見下ろし観察，噴門部近傍を含めた胃体部の丁寧な反転観察が重要である。特徴的所見をきたすため，WLI観察での存在診断は比較的容易であるが，胃底腺型胃がんを見逃さないためには，通常の胃がんとは異なる特徴的な形態を理解して腫瘍性病変の可能性を疑うことが必要である。また，低異型度という組織学的特徴から病理診断に難渋する場合もある。正確な病理診断のためには，生検の際に非腫瘍との境界を狙い，十分な組織量を採取することが重要である。また，低異型度の分化型胃がんの診断・鑑別には免疫染色が必要であるため，内視鏡所見から何を疑っているかなどについて，病理医へ適切に情報提供をすることが重要である。

3. 腺窩上皮型胃がん（ラズベリー様，白色扁平隆起型）

H. pylori 未感染の腺窩上皮型胃がんは胃底腺領域に発生する腺窩上皮への分化を示す上皮内腫瘍であり，多くの病変で腫瘍の組織学的異型度が低い傾向がある。WHO分類第5版[7]ではfoveolar-type adenomaとされ，がんとは診断されないが，わが国では高分化腺がんと診断されることが多いため，本項でもがんとして扱う。腺窩上皮型胃がんは，発赤調の小隆起であるラズベリー様と，白色調の扁平隆起である白色扁平隆起型に大別される。

ラズベリー様腺窩上皮型胃がんは，萎縮のない背景粘膜から発生し，胃底腺ポリープが併存することが多い。U/M領域に好発し，多くが胃体部大彎や穹窿部に認められ，多発することもある[8]。WLI観察では，均一な強発赤調の山田Ⅲ～Ⅳ型の境界明瞭な小隆起で，表面は均一な微細顆粒状でラズベリー様外観を呈する（**図6A**）。辺縁に過形成性変化による白色領域を認めることが多い。NBI拡大観察では不整な乳頭状または脳回様の腺構造を認め，腺窩辺縁にwhite zoneを視認できることが多い（**図6B**）。窩間部には拡張した微小血管が増生することが多く，brownishに視認できる。外観が特徴的でありWLI

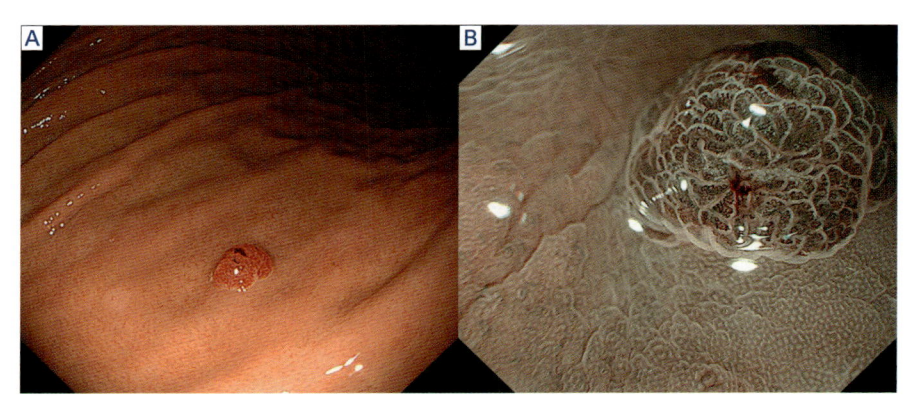

図6 ラズベリー様腺窩上皮型胃がん（症例1：70歳代，男性）
A：WLI像。体上部大彎後壁寄りに発赤調小隆起を認める
B：NBI拡大像。腺窩辺縁にwhite zoneを伴う脳回様の腺構造を認める

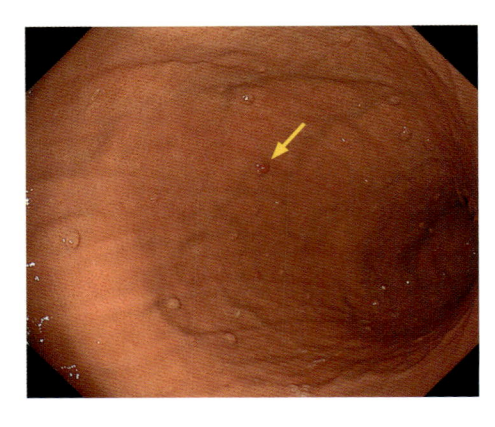

図7　ラズベリー様腺窩上皮型胃がん
　　　　（症例2：80歳代，女性）
WLI像。胃底腺ポリープが散在する中にラズ
ベリー様腺窩上皮型胃がんを認める（矢印）

での診断は比較的容易であるが，胃体部大彎に好発するため，病変の存在診断には大彎襞の十分な空気伸展と見下ろし観察が重要となる。また，胃底腺ポリープと併存することが多いため，胃底腺ポリープが散在・多発する*H. pylori*未感染胃粘膜では，ラズベリー様腺窩上皮型胃がんが紛れていないか注意して観察する必要がある（**図7**）。さらに，内視鏡的所見上，過形成性ポリープに酷似しているため，鑑別には注意が必要である。鑑別点としては，ラズベリー様腺窩上皮型胃がんが鮮紅色を示すのに対し，過形成性ポリープは周囲粘膜と同色または淡紅色である点が挙げられる。また，NBI拡大観察においてラズベリー様腺窩上皮型胃がんは均一な乳頭状または脳回状構造を呈するが，過形成性ポリープは管状構造を含んだ構造である点，過形成性ポリープは太いwhite zoneを有するが，ラズベリー様腺窩上皮型胃がんはwhite zoneは細く不明瞭な点も鑑別点である。

　白色扁平隆起型腺窩上皮型胃がんは，胃体部〜穹窿部の，特に大彎側に好発する大腸の側方発育型腫瘍様の境界明瞭な白色扁平隆起性病変である。時に一部が発赤調に認められることもある。表面構造は比較的整で顆粒状・結節状であり，NBI拡大観察では上皮内血管パターンと窩間部の開大を認める。しかし，腫瘍の異型度が低い場合にはMESDA-GやVS classification systemでがんと診断されない場合もあるため注意が必要である。ほとんどは粘膜内がんであるが，粘膜下層以深まで浸潤する例も存在する。また，大半が早期で発見されるため，内視鏡的粘膜下層剝離術（endoscopic submucosal dissection；ESD）で根治できるが，胃体部〜穹窿部大彎側に好発するため，ESDに伴う合併症が多く，難易度が高いこともあり，慎重に治療を行う必要がある。

4.　噴門部・食道胃接合部腺がん

　噴門部・食道胃接合部腺がんは，*H. pylori*株の毒性が低く，感染率も低い欧米では胃酸逆流との関連が指摘されており，肥満がその一因と考えられている。わが国での噴門部・食道胃接合部腺がんは，もともと大部分が萎縮性胃炎を背景としていたが，*H. pylori*感染率の低下と食生活の欧米化により，欧米型の噴門部・食道胃接合部腺がんの頻度が

徐々に増加してきており，今後も増加が見込まれている。*H. pylori* 未感染胃における進行がんの報告は散見されるが，ほとんどが噴門部・食道胃接合部腺がんであり，他の *H. pylori* 未感染胃がんの多くが発見時に早期胃がんであることを考慮すると，噴門部・食道胃接合部腺がんは早期発見が困難であり，生物学的悪性度が高いことから，*H. pylori* 未感染胃の内視鏡観察において最も注意を要する領域と言える。

わが国における胃食道接合部がんの定義は，『胃癌取扱い規約 第15版』[9] では「食道胃接合部癌はその中心が食道胃接合部領域（食道筋層と胃筋層の境界の上下2cmの部位）に存在し，組織型（扁平上皮癌か腺癌か）は問わない」とされている。一方，欧米での定義は，Siewert 分類において「食道胃接合部（EGJ）にかかる腺がんのうち腫瘍の中心がEGJの上下5cm以内にあるもの」と定義されている。内視鏡所見上，ごく短いBarrett上皮から発生する腺がんとの鑑別は困難である。

わが国における噴門部・食道胃接合部腺がんの発症リスク因子としては，肥満，食道裂孔ヘルニア，喫煙，男性が報告されている[10]。しかし，上記のリスク因子を持たない症例も散見されており，胃酸逆流以外のリスク因子があるのか，日本人における特別なリスク因子があるのかについては今後の研究が待たれる。

噴門部・食道胃接合部腺がんの内視鏡所見としては，早期がんでは発赤調の隆起型を呈することが多い（**図8**）。そのため胃酸逆流による炎症や過形成性ポリープとの鑑別が問題となる場合がある。高度の炎症を伴う症例では正確な生検診断が困難な場合があることにも注意が必要であり，内視鏡診断上疑わしい場合には，制酸薬により消炎を図った後に再検することも考慮すべきである。また，噴門部・食道胃接合部腺がんを見逃さないためには，深吸気による十分なEGJの伸展が重要である。従命できない鎮静下での検査や食道裂孔ヘルニアがない症例では食道胃接合部領域の観察が困難であり，特に食道後壁側は接線方向となり，病変が視認されにくいことを頭に入れておく必要がある。必要に応じて先端フードの装着を考慮すべきである。併せて，胃側からの丁寧な反転観察も重要となるため，使用す

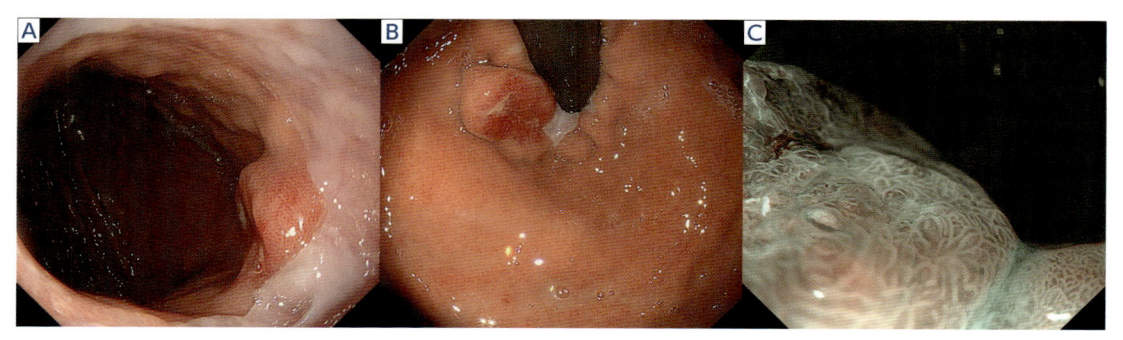

図8　噴門部・食道胃接合部腺がん（60歳代，男性）
A，B：WLI像。噴門部に中心に陥凹を伴う発赤調の隆起性病変を認める。病変部は厚みがあり，発赤も強い
C：NBI拡大像。陥凹部は無構造となっており，粘膜下層深部浸潤が疑われる

るスコープの反転性能を十分に理解する必要がある。また，鎮静を要さない極細径内視鏡の経鼻挿入も有用である。特に健診や人間ドックのスクリーニング内視鏡では比較的若年者が多く，*H. pylori*未感染者の割合も多いため，経鼻内視鏡による検査も考慮すべきである。

5. 幽門腺領域の分化型胃がん（腸型／胃腸混合型胃がん）

*H. pylori*未感染胃がんの中で唯一L領域の幽門腺粘膜に発生し，腸上皮化生が背景粘膜にないにもかかわらず腸型形質を示す低異型度の高分化腺がんである。腸型／胃腸混合型胃がんの発がんには，胆汁酸への曝露の影響が考えられている。報告のほとんどは腫瘍径が小さい粘膜内がんだが，粘膜下層浸潤例の報告もある[11]。脈管侵襲や転移をきたした例の報告はなく，生物学的悪性度は低いと考えられている。

腸型／胃腸混合型胃がんの内視鏡所見の特徴は，正色〜発赤調の周囲に隆起を伴う陥凹性病変で，たこいぼびらんに似た形態をとることが多い。前庭部の単発病変であり，多発病変の報告はないが，前庭部にたこいぼびらんが多発し，鑑別が困難な場合もある。NBI拡大観察では，通常の腸型分化型がんと同様に明瞭なDLを認め，その内部に不整なMS patternまたはMV patternを確認でき，がんと診断可能であったという報告もある。しかし，Takitaらの9例の検討では，9例全例でDLや不整なMS pattern・MV patternがみられなかったと報告されている[11]。また，NBI拡大観察で腸上皮化生にみられるlight blue crest（LBC）やwhite opaque substance（WOS）が観察された報告もある[12]。

*H. pylori*未感染胃粘膜の前庭部に単発のたこいぼびらん様病変を認めた場合，腸型／胃腸混合型胃がんの可能性を考え，慎重に診断することが重要である。たこいぼびらんが多発する症例でも，1つひとつに注目した丁寧な観察が必要である。

まとめ

▶ 胃粘膜萎縮・腸上皮化生の有無やRACに注意して，*H. pylori*感染診断を正確に行うことが重要である。

▶ *H. pylori*未感染胃粘膜の場合，部位と腺領域，背景胃粘膜ごとの好発病変を意識した内視鏡観察を心がける。

▶ 腺境界領域→未分化型胃がん（純系印環細胞がん）：単発の褪色域に注意する。色調変化の強調のため，適宜IEEも併用する。

▶ 胃体部→胃底腺型胃がん，腺窩上皮型胃がん（ラズベリー様，白色扁平隆起型）：白色隆起性病変や発赤調隆起性病変に注意する。大彎側に好発するため，大彎襞を送気により十分に伸展させることを心がける。

▶ 食道胃接合部→噴門部・食道胃接合部腺がん：粘膜の発赤調変化に注意する。進行がんとして発見されることが多い部位であるため要注意である。

▶ 前庭部→腸型／胃腸混合型胃がん：単発の正色調〜発赤調陥凹性病変に注意する。

文 献

1) Ono S, et al:Frequency of *Helicobacter pylori* -negative gastric cancer and gastric mucosal atrophy in a Japanese endoscopic submucosal dissection series including histological, endoscopic and serological atrophy. Digestion. 2012;86(1):59-65.

2) 上村直実, 他:*H. pylori*未感染胃癌の特徴. Gastroenterological Endoscopy. 2014;56(5):1733-43.

3) Yagi K, et al:Characteristic endoscopic and magnified endoscopic findings in the normal stomach without *Helicobacter pylori* infection. J Gastroenterol Hepatol. 2002;17(1):39-45.

4) 上山浩也, 他:*H. pylori*未感染胃癌の動向　ポスト*H. pylori*時代に向けて. 日ヘリコバクター会誌. 2022;23(2):114-23.

5) 吉村大輔, 他:手技の解説　部位と腺領域に応じた*Helicobacter pylori*未感染胃癌の特徴と内視鏡診断. Gastroenterological Endoscopy. 2023;65(5):469-77.

6) Ueyama H, et al:Gastric adenocarcinoma of the fundic gland type (chief cell predominant type). Endoscopy. 2014;46(2):153-7.

7) WHO Classification of Tumours Editorial Board:WHO Classification of Tumours. 5th ed. Vol.1. WORLD HEALTH ORGANIZATION, 2019.

8) Shibagaki K, et al:Gastric foveolar-type adenomas endoscopically showing a raspberry-like appearance in the *Helicobacter pylori* -uninfected stomach. Endosc Int Open. 2019;7(6):E784-91.

9) 日本胃癌学会編:胃癌取扱い規約. 第15版. 金原出版, 2017.

10) Matsueda K, et al:Clinical characteristics and associated factors of Japanese patients with adenocarcinoma of the esophagogastric junction: a multicenter clinicoepidemiological study. Dis Esophagus. 2017;30(6):1-6.

11) Takita M, et al:Endoscopic and histological features of *Helicobacter pylori*-negative differentiated gastric adenocarcinoma arising in the antrum. JGH Open. 2021;5(4):470-7.

12) 綿田雅秀, 他:*Helicobacter pylori*未感染胃粘膜に生じた腸型分化型胃癌の質的診断にlight blue crestとwhite opaque substance陽性所見が有用であった1例. Gastroenterological Endoscopy. 2021;63(10):2192-8.

岩田英里

3

H. pylori 陰性・非 *H.pylori* 感染胃炎の内視鏡診断

1 | 胃炎の京都分類を用いた 非 *H. pylori* 感染症の内視鏡診断

胃炎の京都分類

　慢性胃炎とは，本来，組織学的に胃粘膜への慢性的な炎症性細胞浸潤と固有胃腺の萎縮をきたすものである。しかしながら，2000年代前半まで，慢性胃炎は便利な疾患名として使われていた。すなわち，炎症細胞浸潤を伴う *Helicobacter pylori*（*H. pylori*）感染胃炎である組織学的胃炎，胃X線検査や内視鏡検査で何らかの所見が認められる形態学的胃炎，胃もたれが1カ月以上続く症候性胃炎のいずれも慢性胃炎と呼ばれていた（**図1**）。**図2**に示す2つの内視鏡画像は，いずれも慢性胃炎のひとつである表層性胃炎と診断されていた。**図2A**は内視鏡的にびまん性発赤および点状発赤を呈しており，病理組織では慢性的な炎症性細胞浸潤と固有胃腺の萎縮があり，慢性胃炎と診断できる。一方，**図2B**は稜線状発赤であり，病理組織では慢性的な炎症性細胞浸潤と固有胃腺の萎縮を認めず，慢性胃炎と診断できない。

　このような問題から，日本消化器内視鏡学会において，組織学的胃炎と内視鏡所見を一致させることを目的として，慢性胃炎の内視鏡診断確立のための附置研究会が2007年に発足した。内視鏡所見による *H. pylori* 感染胃粘膜診断，次に胃粘膜の活動・炎症度の内視鏡診断，続いて胃粘膜萎縮の内視鏡診断，さらに腸上皮化生の内視鏡診断，最後に除菌後胃炎の内視鏡所見の変化，と5つの論文[1~5]がDigestive Endoscopy誌に掲載され，*H. pylori* 感染胃炎の内視鏡診断が確立された。2013年の京都での第85回日本消化器内

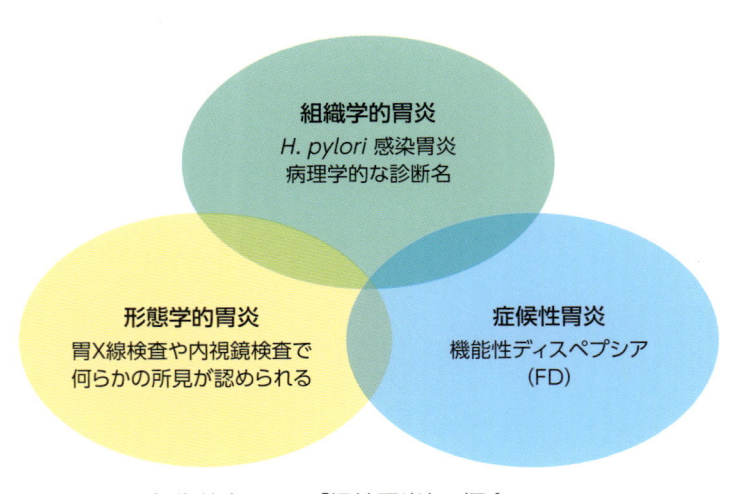

図1　2000年代前半までの「慢性胃炎」の概念

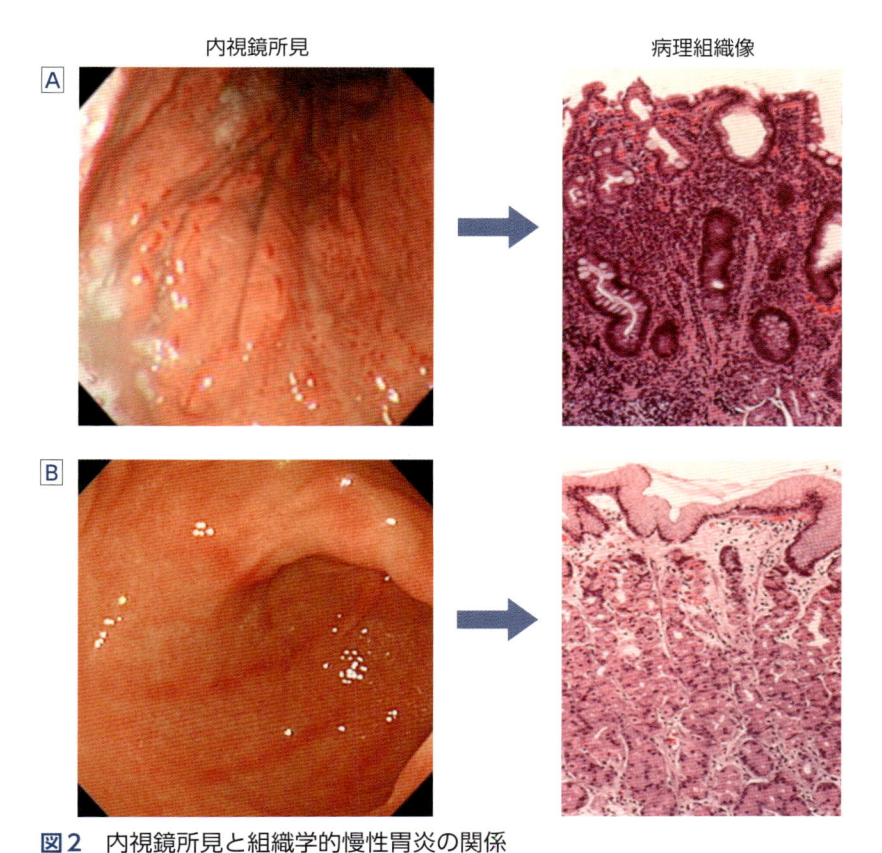

内視鏡所見　　　　　　　　　　　　病理組織像

図2　内視鏡所見と組織学的慢性胃炎の関係
A：*H. pylori*感染陽性。好中球を含む高度な炎症性細胞浸潤と固有胃腺の萎縮が認められる
B：*H. pylori*未感染。炎症性細胞浸潤もなく，明らかな固有胃腺の萎縮は認めない

視鏡学会総会において「新たな内視鏡的胃炎，updated 京都分類を目指して」の主題が報告・討論され，総会終了後に「胃炎の京都分類」作成委員会が設立された。そして胃がん内視鏡検診を含めて，*H. pylori*感染胃炎の内視鏡診断を普及させるため，『胃炎の京都分類』が発刊された。その後，*H. pylori*感染以外の胃炎・胃粘膜変化を取り上げた『胃炎の京都分類 改訂第2版』が2018年に出版され，さらに，自己免疫性胃炎に関する内視鏡所見およびPPI関連内視鏡所見が追加され，2024年現在『胃炎の京都分類　改訂第3版』[6]が発刊されている。

*H. pylori*感染と内視鏡所見

胃炎の京都分類では *H. pylori* 感染を①未感染，②現感染，③除菌後を含む既感染，の大きく3つの感染状態に分類して「胃炎の内視鏡所見」を診断することが基本とされている[6]。

① *H. pylori* 未感染胃粘膜では，内視鏡所見として regular arrangement of collecting venules（RAC），胃底腺ポリープ，稜線状発赤があり，RAC が最も診断に有用であると報告されている[7]。

② *H. pylori* 現感染胃粘膜では，組織学的にはリンパ球浸潤とともに好中球浸潤が認められる。内視鏡所見では活動性胃炎の所見であるびまん性発赤，粘膜腫脹や白濁粘液を基盤として，これに加えて萎縮，皺襞腫大・蛇行，腸上皮化生，鳥肌，黄色腫，腺窩上皮過形成性ポリープなどの所見が観察されることがある。

③ *H. pylori* 既感染胃粘膜では，好中球浸潤は速やかに消失するが，単核球浸潤は残存する，いわゆる慢性非活動性胃炎の状態である。内視鏡所見として萎縮や腸上皮化生を認めるが，びまん性発赤や粘膜腫脹は消失し，逆に地図状発赤を認める[8, 9]。

胃炎の京都分類を活用した非 *H. pylori* 感染の内視鏡所見

　胃炎の京都分類は，*H. pylori* 感染診断に用いられるばかりではない。『胃炎の京都分類 改訂第3版』[6]では，自己免疫性胃炎やプロトンポンプ阻害薬（proton pump inhibitor；PPI）関連内視鏡胃炎の評価にも使用されている。胃炎の京都分類は，*H. pylori* 感染に限らず，あらゆる胃炎の感染状況の評価を行うことが可能である。序章において述べたように，*H. pylori* 感染と非 *H. pylori*（口腔内細菌・常在菌など）感染の両者が，胃炎から胃がんへの進行に関与し，萎縮性胃炎から胃がんまでは *H. pylori* independent stage とされていることから，非 *H. pylori* 感染の内視鏡診断が今後重要になると思われる。そこで筆者らは，非 *H. pylori*（口腔内細菌・常在菌など）の内視鏡所見の特徴を胃炎の京都分類を用いて評価した。

　H. pylori 陰性105例の患者において，胃液培養および胃炎の京都分類に従い胃炎所見について検討したところ，65.7％で培養陽性であった。同定された細菌としては，*Streptococcus-α-hemolytic* が51例と最多であり，次が *Neisseria* sp. で43例であった。培養結果と関連する胃炎の京都分類所見としては，単変量解析では萎縮性胃炎，腸上皮化生，粘膜腫脹，白濁粘液，過形成性ポリープ，敷石状粘膜に培養陽性との有意な関連を認め，培養陰性は RAC，ヘマチンに有意な関連を認めた。多変量解析では粘膜腫脹のみ有意な関連を認めた（**表1**）[10]。

胃炎の京都分類における *H. pylori* 感染と非 *H. pylori* 感染の内視鏡所見の違い

　H. pylori 感染陽性の内視鏡所見は，びまん性発赤，粘膜腫脹や白濁粘液を基盤として，萎縮，皺襞腫大・蛇行，腸上皮化生，鳥肌，黄色腫，過形成性ポリープである。一方，非

表1 胃粘液培養と胃炎の京都分類に基づく内視鏡所見の関係

		単変量解析			多変量解析		
		OR	95%CI	p値	OR	95%CI	p値
胃炎の京都分類	萎縮	1.911	1.108-3.298	0.020	2.904	0.849-9.929	0.089
	腸上皮化生	1.729	1.056-2.831	0.030	1.021	0.349-2.985	0.97
	雛壁腫大・肥厚	—					
	鳥肌	—					
	びまん性発赤	—					
RAC	−/+	0.247	0.103-0.593	0.002	1.545	0.396-6.027	0.531
胃底腺ポリープ	−/+	0.988	0.401-2.431	0.979			
地図状発赤	−/+	0.395	0.122-1.279	0.121			
粘膜腫脹	−/+	17.524	5.491-55.930	<0.001	7.125	1.638-30.986	0.009
点状発赤	−/+	—					
白濁粘液	−/+	19.855	2.567-154.087	0.004	3.108	0.267-36.196	0.365
過形成ポリープ	−/+	2.633	1.023-6.932	0.045	1.303	0.302-5.614	0.722
黄色腫	−/+	1.433	0.358-5.808	0.606			
ヘマチン	−/+	0.257	0.089-0.737	0.012	0.707	0.189-2.655	0.608
稜線状発赤	−/+	1.045	0.092-11.927	0.972			
隆起性びらん	−/+	0.500	0.117-2.130	0.349			
白色扁平隆起	−/+	0.764	0.294-1.986	0.58			
斑状発赤	−/+	—					
陥凹性びらん	−/+	0.590	0.167-2.086	0.413			
体部びらん	−/+	0.826	0.152-4.498	0.825			
固着粘液	−/+	—					
敷石状粘膜	−/+	8.125	1.018-64.863	0.048	2.570	0.208-31.767	0.462

（文献10をもとに作成）

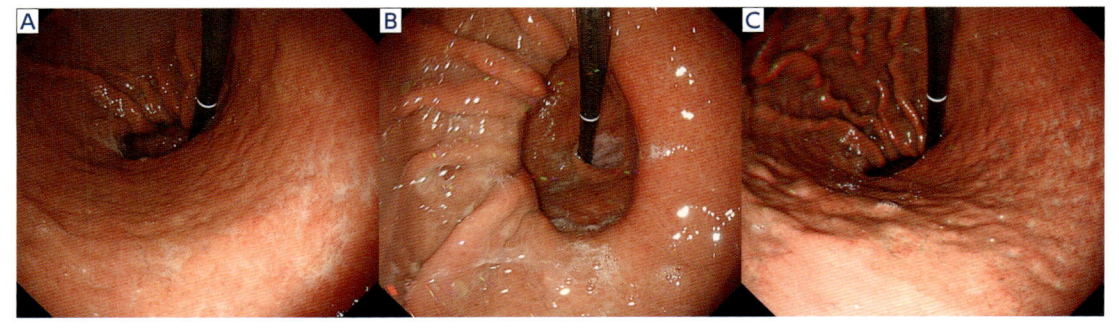

図3 胃炎の京都分類に基づく非*H. pylori*感染内視鏡所見
胃液培養では，*Streptococcus*，*Neisseria*ともに陽性であった。内視鏡所見として，胃体部小彎に腸上皮化生（A），穹窿部・噴門部に粘膜腫脹および白濁粘液（B），さらに胃体部前壁に敷石状粘膜（C）を認める

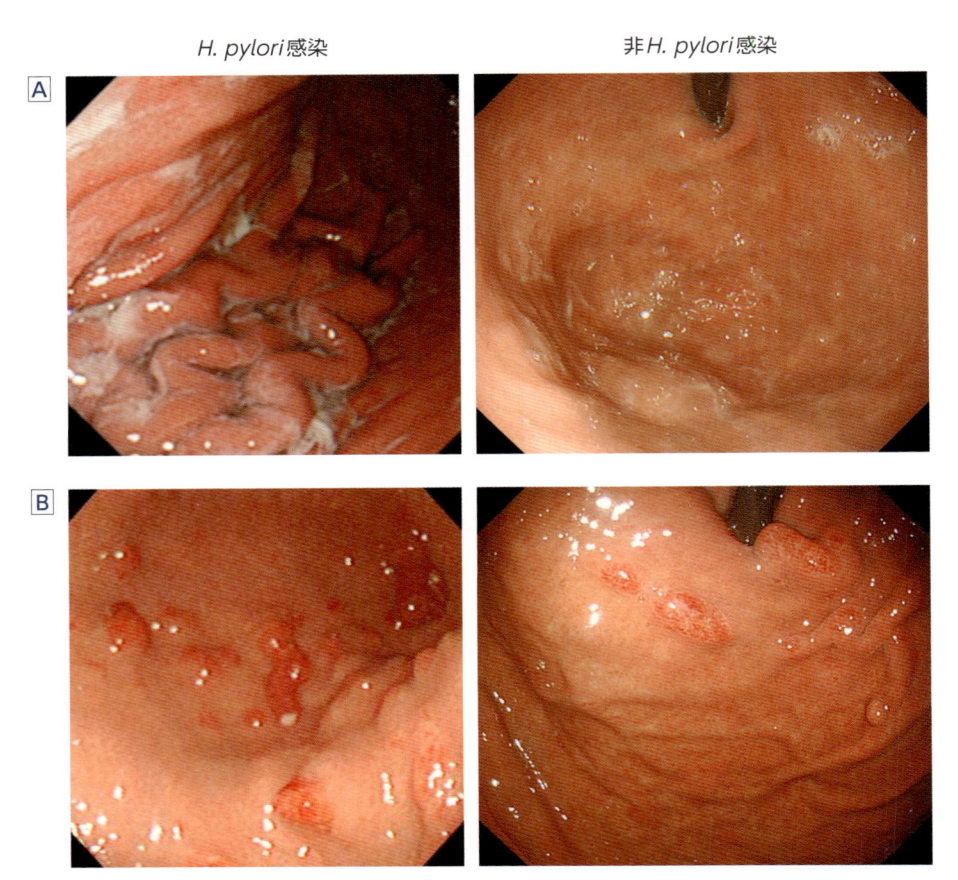

H. pylori感染　　　　　　　　　　　非H. pylori感染

A

B

図4　胃炎の京都分類に基づくH. pylori感染と非H. pylori感染の内視鏡所見の違い

A：白濁粘液所見。H. pylori感染（左）では，胃体部大彎に多く認められる。一方，非H. pylori感染
　（右）では，穹窿部・噴門部に多く認められる
B：過形成性ポリープ所見。H. pylori感染（左）では，胃体下部から胃角部大彎に多く認められる。一方，
　非H. pylori感染（右）では，穹窿部・噴門部，さらに体部大彎に多く認められる

H. pylori感染陽性の内視鏡所見は，萎縮性胃炎，腸上皮化生，粘膜腫脹，白濁粘液，過
形成性ポリープ，固着粘液付着，敷石状粘膜であり（図3），非H. pylori感染では，びま
ん性発赤や皺襞腫大・蛇行，鳥肌所見はみられないことが多い。さらに，同じ内視鏡所見
でも認められる部位にも大きな違いがある。白濁粘液所見は，H. pylori感染では胃体部
大彎，非H. pylori感染では穹窿部に多く認められる（図4A）。さらに過形成性ポリープ
は，H. pylori感染では胃角部から胃体下部大彎であるが，非H. pylori感染では穹窿部
および噴門部に多く認められる（図4B）。これは，H. pylori感染は前庭部に初期感染す
るが，非H. pylori感染は，唾液などとともに胃内に移動してくるため，停滞しやすい穹
窿部や噴門部に多い可能性があると考えている。

　今後，非H. pylori感染と内視鏡所見のさらなる多施設検討を行う必要があると思わ
れる。

まとめ

▶ 胃炎の京都分類は，慢性胃炎における組織学的胃炎と内視鏡所見を一致させた分類であり，*H. pylori*感染胃炎の内視鏡診断を普及させた。

▶ 胃炎の京都分類では，*H. pylori*感染を「未感染」「現感染」「除菌後を含む既感染」の大きく3つの感染状態に分類して「胃炎の内視鏡所見」を診断することを基本としている。

▶ *H. pylori*現感染内視鏡所見は，びまん性発赤，粘膜腫脹，白濁粘液を基盤とし，これらに加えて萎縮，皺襞腫大・蛇行，腸上皮化生，鳥肌，黄色腫，腺窩上皮過形成性ポリープなどの所見が観察されることがある。

▶ *H. pylori*および非*H. pylori*（口腔内細菌・常在菌など）感染の両者が胃炎から胃がんへの進行に関与し，萎縮性胃炎から胃がんまでは*H. pylori* independent stageとされていることから，非*H. pylori*感染の内視鏡診断が今後重要になる。

▶ 非*H. pylori*現感染の胃炎の京都分類による内視鏡所見として，萎縮性胃炎，腸上皮化生，粘膜腫脹，白濁粘液，過形成性ポリープ，固着粘液付着，敷石状粘膜がある。

文 献

1) Kato M, et al:Diagnosis of *Helicobacter pylori* infection in gastric mucosa by endoscopic features: a multicenter prospective study. Dig Endosc. 2013;25(5):508-18.

2) Nomura S, et al:Endoscopic diagnosis of gastric mucosal activity and inflammation. Dig Endosc. 2013;25(2):136-46.

3) Nomura S, et al:Endoscopic diagnosis of gastric mucosal atrophy: multicenter prospective study. Dig Endosc. 2014;26(6):709-19.

4) Fukuta N, et al:Endoscopic diagnosis of gastric intestinal metaplasia: a prospective multicenter study. Dig Endosc. 2013;25(5):526-34.

5) Kato M, et al:Changes in endoscopic f ndings of gastritis after cure of *H. pylori* infection: multicenter prospective trial. Dig Endosc. 2013;25:264-73

6) 加藤元嗣, 他編:胃炎の京都分類. 改訂第3版. 春間　賢, 監. 日本メディカルセンター, 2023.

7) Yoshii S, et al:Validity of endoscopic features for the diagnosis of *Helicobacter pylori* infection status based on the Kyoto classification of gastritis. Dig Endosc. 2020;32(1):74-83.

8) Nishizawa T, et al:A combination of serum anti- *Helicobacter pylori* antibody titer and Kyoto classification score could provide a more accurate diagnosis of *H. pylori*. United European Gastroenterol J. 2019;7(3):343-8.

9) Sumi N, et al:Diagnosis of histological gastritis based on the Kyoto classification of gastritis in Japanese subjects − including evaluation of aging and sex difference of histological gastritis. Scand J Gastroenterol. 2022;57(3):260-5.

10) Kawai T, et al:Intragastric bacterial infection and endoscopic findings in *Helicobacter pylori*-negative patients. J.Clin Biochem Nutr. 2024:75(1);65-70.

河合　隆

2 | *H. pylori*除菌後に認めた 非*H. pylori*感染胃がん

*H. pylori*除菌後背景胃粘膜の変化

　　背景胃粘膜と言えば，胃粘膜萎縮である。2000年代，Uemuraら[1]により，*Helicobacter pylori*（*H. pylori*）感染者では，胃粘膜でも高度萎縮では軽度萎縮に比べ，胃がんのリスクが5倍高いと報告され，内視鏡的胃粘膜萎縮の有無を観察することが重要とされ，広く普及した。さらに春間らによる『胃炎の京都分類』[2]としてわかりやすく解説され，現在，胃がんの対策型内視鏡検診にも使用されている。2000年以降，*H. pylori*除菌治療が広く行われるようになり，その後*H. pylori*除菌後胃がんの報告が増加した。Takeらの報告[3]のように，除菌後胃がんの発がんリスクは内視鏡的胃粘膜萎縮の程度により，軽度では除菌後胃がんは発生せず，中等度以上の萎縮，特に高度萎縮において除菌後胃がんが発生し，内視鏡的胃粘膜萎縮の観察の重要性は変わりなかった。しかしながら2020年以降になると，内視鏡的胃粘膜萎縮の観察が困難になってきた。その理由は，大分大学のKodamaらによる*H. pylori*除菌17年後の組織学的所見の変化についての報告[4]にまとめられている。すなわち，*H. pylori*除菌後1カ月で好中球浸潤が，除菌後6カ月〜1年でリンパ球を中心とする単核球浸潤がほぼ消失する。さらに，胃粘膜萎縮は*H. pylori*除菌後10年で有意に改善する一方で，腸上皮化生は*H. pylori*除菌後17年が経過しても明らかな改善は認められないというものであった。2000年に胃潰瘍・十二指腸潰瘍が，2010年には胃MALTリンパ腫，特発性血小板減少性紫斑病，胃がん内視鏡的治療後が，さらに2013年には内視鏡検査胃炎が*H. pylori*診断・除菌治療の保険適用に追加され，現在では除菌薬処方件数が年間約150万件と，爆発的な勢いで*H. pylori*除菌治療が行われている。そのため，*H. pylori*除菌治療を受けた患者だけでなく，除菌治療を受けてから10〜20年と長期間経過している患者も増加していることになる。*H. pylori*除菌後10年以上が経過した患者の胃内視鏡検査を行った際に，内視鏡的に胃体部小彎に萎縮様の粗造な粘膜を認めるも，血管透見像が消失，あるいは周囲粘膜との萎縮境界が不明瞭化する症例を経験し，木村・竹本分類である内視鏡的萎縮の判定に苦慮することは，筆者らを含め多くの先生方が感じていると思われる。

1. *H. pylori*除菌後10年以上の背景胃粘膜

　　除菌後10年以上の胃粘膜では，内視鏡的萎縮以外に何を観察すべきだろうか。Correa's cascadeであるgastritis-atrophy-metaplasia-dysplasia-cancer sequenceでは，　正

常胃粘膜から表層性胃炎が長期間継続し，その後萎縮性胃炎となり，軽度萎縮から高度萎縮に進むとともに腸上皮化生が生じる。そして異形成が生じて，最終的に胃がんが発生する[5]。内視鏡的胃粘膜萎縮は，組織学的には萎縮性胃炎のみを反映していると考えがちだが，内視鏡的胃粘膜萎縮は組織学的萎縮性胃炎ばかりでなく，組織学的腸上皮化生とも有意な相関があることが報告されている[6]。*H. pylori*現感染状態では，内視鏡的に胃体部小彎の腸上皮化生の有無を観察することは困難であった。ところが，*H. pylori*除菌後長期が経過して炎症細胞浸潤が消失し，さらに萎縮も改善して固有胃腺が回復すると，残存するのは腸上皮化生である。したがって，腸上皮化生を内視鏡的に観察することが重要となっている。腸上皮化生は昔から「胃がんの前がん病変」であることは周知の事実であり，*H. pylori*除菌後長期経過後も腸上皮化生が残存しているということは，胃がんのリスクが高いということになる。地図状発赤は，除菌後に認められる内視鏡所見であり，病理組織学的に72.7％に腸上皮化生を認めると報告されている[7]。除菌後長期において，胃の固有胃腺である壁細胞や主細胞が再生された部位が白色調に観察され，残存している腸上皮化生の部分がNawataら[8]の提唱する「色調逆転現象」により，地図状発赤として観察されると思われる。**図1**に提示する症例は60歳代男性で，除菌前には白色光（white light imaging；WLI）観察において胃体部小彎を中心に明らかな血管透見像を認め，萎縮性変化は小彎側の噴門部に広がり，高度な萎縮を認めた（**図1A**）。木村・竹本分類ではopen type I であった。除菌11年後では粘膜面の粗造な変化も改善していた（**図1B**）。一方で，体中部小彎から体下部小彎にかけて地図状発赤の出現を認めた（**図1B**）。さらにその肛門側に白苔を伴う不整な淡い発赤調の陥凹性病変を認めた（**図1B**）。生検にて管状腺がん（Group 5）であり，内視鏡的粘膜下層剥離術（endoscopic submucosal dissection；ESD）を施行した。組織学的に腫瘍は粘膜層に限局した高分化型腺がんと診断され，治癒切除が達成された。腫瘍の背景粘膜には，*H. pylori*除菌により再生されたと思われる壁細胞および主細胞を伴うほぼ正常な胃底腺が観察された（**図1C-1**）。一方，改善した胃底腺内に腸上皮化生の残存（**図1C-1**），さらには腫瘍辺縁にも腸上皮化生を認めた（**図1C-2**）。除菌後長期に渡って，胃粘膜萎縮は改善しても，腸上皮化生の残存が除菌後の胃がん発生に大きく関与している可能性があると思われる。

2. 除菌後長期の内視鏡的腸上皮化生の観察

　欧米では，萎縮および腸上皮化生に関しては，以前はoperative link on gastritis assessment（OLGA）分類[9]，operative link on gastric intestinal metaplasia assessment（OLGIM）分類[10]を用いた組織学的検討が中心であった。しかし近年，早期胃がんのリスク層別化における腸上皮化生の内視鏡的グレード評価（endoscopic grading of gastric intestinal metaplasia；EGGIM）の検討が行われている。Marcosら[11]は早期胃がん（EGNのリスク層別化において，EGGIM，組織学的萎縮性胃炎の評価（OLGA分類），

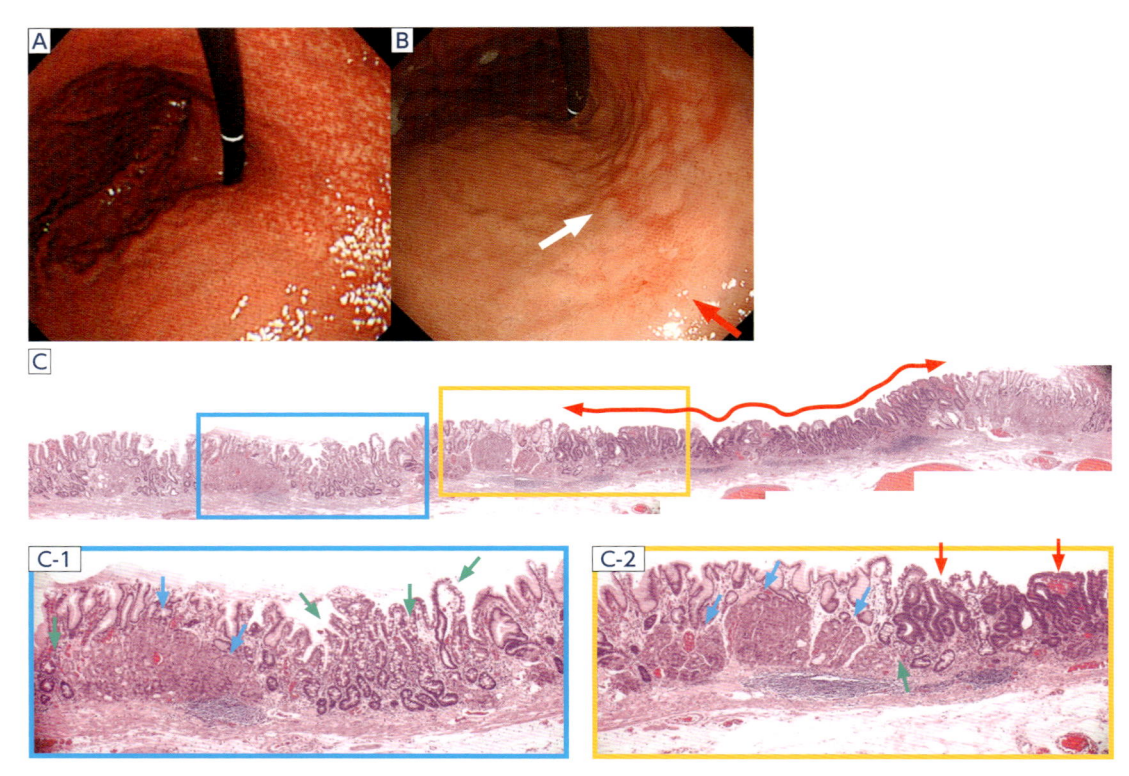

図1　H. pylori除菌後長期経過後の内視鏡的胃粘膜萎縮の変化と病理組織像

A：H. pylori除菌前の胃体部小彎。胃体部小彎を中心に明らかな血管透見像を認め，萎縮性変化は小彎側の噴門部に広がり，高度な萎縮を認める

B：H. pylori除菌11年後の胃体部小彎。粘膜面はきれいな光沢を有する粘膜に改善していた。体中部小彎から体下部小彎にかけて地図状発赤の出現を認める（白矢印：地図状発赤，赤矢印：早期胃がん）

C：病理組織像（赤両矢印は胃がん範囲）

　C-1：H. pylori除菌により病理組織学的に萎縮から再生されたと思われる壁細胞および主細胞を伴うほぼ正常な胃底腺が観察される（青矢印）。萎縮が改善した胃底腺内に腸上皮化生の介在する像を認める（緑矢印）

　C-2：再生されたと思われるほぼ正常な胃底腺（青矢印）と高分化型腺がん〔adenocarcinoma（tub1），pT1a（M），腫瘍径10×5mm，Ly0，v0（赤矢印）〕の間に，腸上皮化生の介在する像を認める（緑矢印）

組織学的腸上皮化生の評価（OLGIM分類）の検討を行っている。EGGIMでは，ハイビジョン内視鏡拡大およびNBI非拡大観察による内視鏡的腸上皮化生所見として，light blue crest（LBC），white opaque substance（WOS），管状模様などの腸上皮化生と関連した所見を，0点（腸上皮化生なし），1点（focal≧30），2点（extensive＞30）と評価し，その合計点をスコア化している。多変量解析にて，早期胃がんのリスクとの関連ではEGGIMスコア1〜4〔調整オッズ比（Adjusted OR；AOR）：12.9〕およびEGGIMスコア5〜10（AOR：21.2），OLGAステージⅠ／Ⅱ（AOR：5.0）およびOLGAステージⅢ／Ⅳ（AOR：11.1），OLGIMステージⅠ／Ⅱ（AOR：11.5）およびOLGIMステージⅢ／Ⅳ（AOR：16.0）であった。これより，EGGIMが胃がんリスク層別化に適している可能性

があり，今後，生検の必要性を減らすことができるとまとめている。

　非拡大通常上部内視鏡検査において，このEGGIMに用いられている内視鏡的腸上皮化生の所見はLBC，WOS，管状模様として観察可能であり（**図2A-1，B-1，C-1**）[12]，NBIでより観察しやすい（**図2A-2，B-2，C-2**）[12]。なお，**図2**のいずれの病変も組織学的に腸上皮化生を認めている（**図2A-3，B-3，C-3**）[12]。

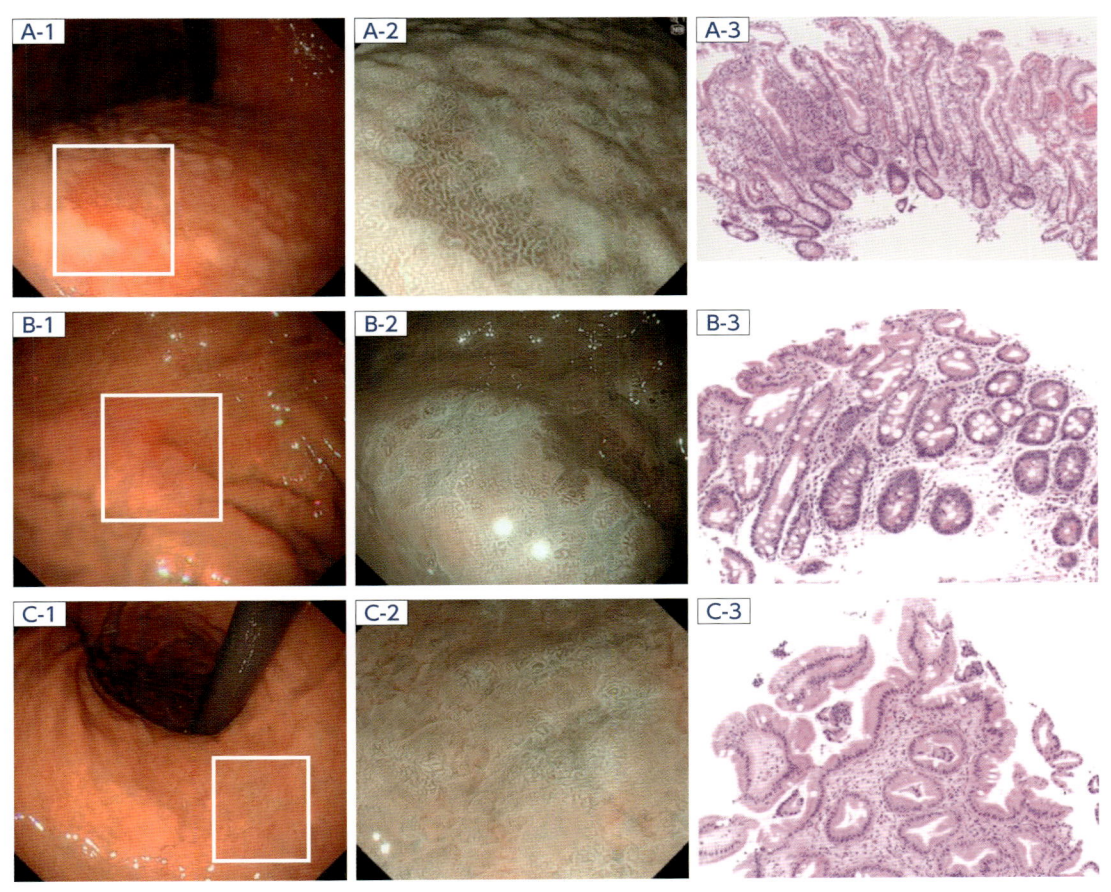

図2 endoscopic grading of gastric intestinal metaplasia (EGGIM)

A：light blue crest（LBC）
　A-1：胃体中部前壁に発赤調の不整な陥凹性病変を認める
　A-2：NBI非拡大近接観察において，陥凹部に上皮の表層を縁取る青白く細い線としてLBCを認める
　A-3：病理組織学的に強い腸上皮化生変化を認める
B：white opaque substance（WOS）
　B-1：除菌後胃穹窿部大彎において，発赤調の陥凹性病変に小さな白色調の小隆起を認める
　B-2：NBI非拡大観察するとWOSを認める
　B-3：病理組織学的に腸上皮化生を認める
C：管状模様
　C-1：胃体下部小彎に顆粒状の病変が多発している
　C-2：NBI非拡大観察では管状模様を観察しやすい
　C-3：病理組織学的に一部に腸上皮化生を認める

（文献12より改変引用）

わが国においてkawamuraら[13]は，胃がん（GC）のリスク評価の有用性について，胃炎の京都分類のリスクスコアリングシステム，内視鏡的萎縮分類，EGGIM，OLGA分類，OLGIM分類の関連性の強さを比較した。多変量解析では，OLGIMステージⅢ／Ⅳ［OR：2.8（95％CI 1.5-5.3）］，高EGGIMスコア［OR：1.8（95％CI 1.0-3.1）］，open type萎縮［OR：2.5（1.4-4.5）］がGCリスクと有意に関連した。胃炎の京都分類では，①open type内視鏡萎縮，②RAC，③胃体部における広範な内視鏡的腸上皮化生，④胃体部の地図状発赤が独立した高リスクの内視鏡所見とされた。これら4つの所見を用いた修正京都分類リスクスコアリングシステムは，胃角のRAC消失を2点，open type内視鏡萎縮，IEEによる胃体部の腸上皮化生（≧30％），胃体部の地図状発赤をそれぞれ1点とし，合計スコア0～1点を胃がん低リスク，2～3点を胃がん中リスク，4～5点を胃がん高リスクとする新たな分類を提唱している。

*H. pylori*除菌後の非*H. pylori*胃がん

2020年のTake[14]らの報告によると，*H. pylori*除菌後21.4年（平均7.1年）の追跡期間中，胃がんは2,737例中68例に発生した（年率0.35％）。未分化型胃がんの標準化罹患比は，胃粘膜萎縮が軽度の患者では無限大，萎縮が中等度の患者では10.9であった。一方，分化型がんでは除菌前の胃萎縮の程度にかかわらず，また未分化型がんでは最もリスクが高いにもかかわらず，萎縮が重度の患者では標準化罹患比の有意な増加は観察されなかった。また，追跡期間が長くなるほど，除菌前の胃萎縮が軽度～中等度の患者では未分化型胃がんの発生リスクが高かった。したがって，胃萎縮の程度にかかわらず，*H. pylori*の治癒後10年を超えても内視鏡サーベイランスを継続すべきであると報告している。言い換えると，除菌後長期では，胃粘膜萎縮は先に述べたように改善し固有胃腺が回復する症例と，萎縮があまり改善しない症例を経験する。この萎縮の改善に影響する因子は，いまだ明らかとされていない。

*H. pylori*除菌後胃がんに関する新たな因子として，近年クローズアップされているのがプロトンポンプ阻害薬（proton pump inhibitor；PPI）である。PPIの長期投与に伴う*H. pylori*除菌後胃がんのリスク比は2.44倍であり，服用期間が1年以上で5.04倍，2年以上で6.65倍，3年以上で8.34倍と，服薬期間依存性のリスクの増大がみられると報告され[15]，さらに*H. pylori*除菌後に残存する腸上皮化生とPPIの併用が相乗的に胃がんリスクを増大させ[16]，Kイオン競合型アシッドブロッカー（potassium-competitive acid blocker；PCAB）においても同様に*H. pylori*除菌後胃がんのリスクが増加すると報告されている[17]。逆流性食道炎の維持療法，さらにアスピリンやNSAIDsによる潰瘍予防として，PPIやPCABの使用がガイドラインで推奨され[18]，長期にわたる継続投与が増加している。以前より，PPI長期使用患者では，非*H. pylori*（口腔内細菌や常在菌など）保

有率が上昇すると報告されており[19]，またPPIで上昇する異時性胃がんのリスクは，抗菌薬やプロバイオティクスの使用により低下すると報告されている[20]。したがって，これらの所見は，非 *H. pylori* を中心とする胃内細菌叢が異時性胃がんの発生と関連している可能性を示唆しており，今後，除菌後胃がんの発生に関して，非 *H. pylori* 感染の影響を検討する必要があると思われる。

図3の症例は，70歳代男性で，胃潰瘍の既往があり，200X年に *H. pylori* 除菌に成功した。1年に1回の経過観察中で，200X＋22年後に胃角後壁に異時性胃がん〔0-Ⅱc＋Ⅱb型，tub1，pT1a（M）〕を認め，ESDを施行した。近医にて糖尿病，高血圧の治療中で，降圧薬，糖尿病薬，PPI，PCABを内服していた。胃炎の京都分類では，胃体部に腸上皮化生，噴門部・穹窿部に白濁粘液と粘膜腫脹，さらに胃体部に敷石状粘膜を認め（**図4**），内視鏡所見から非 *H. pylori* 感染が疑われた。ESD前の胃粘液培養にて *Streptococcus*-α-hemolytic および *Neisseria* sp. が陽性であった。さらに，改訂胃がんリスク分類では，胃角のRAC消失2点，open type内視鏡萎縮1点，IEEによる体部の腸上皮化生（≧30％）1点，胃体部の地図状発赤1点の合計5点で高リスク群であった（**図5**）。本症例における細菌感染と胃がん発生の因果関係は明らかではないが，今後の重要な検討課題と思われる。

現在，日本ヘリコバクター学会において，*H. pylori* 陰性胃がん，除菌後胃がん，既感染胃がんに対する二次予防対策として，初発・異時再発胃がん，早期胃がん，進行胃がん，分化胃がん，未分化胃がんの手術およびESDのパラフィン検体を収集し，16S rRNAシークエンスと免疫染色により，除菌後胃がんと関連するdriver bacteriaを同定する委員会の立ち上げ検討を開始しており，その報告に期待したい。

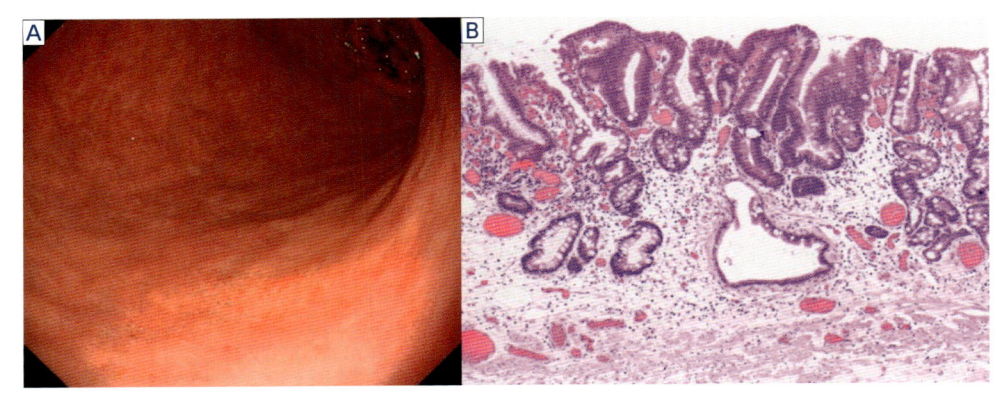

図3 *H. pylori* 除菌22年後に認めた早期胃がん（70歳代，男性）

A：胃角部後壁大彎寄りに退色調の不整な浅い陥凹性病変を認める

B：ESD病理組織像。腸上皮化生を伴う高分化型腺がんを認める〔adenocarcinoma（tub1），腫瘍径16×12mm，pT1a（M），Ly0，v0〕

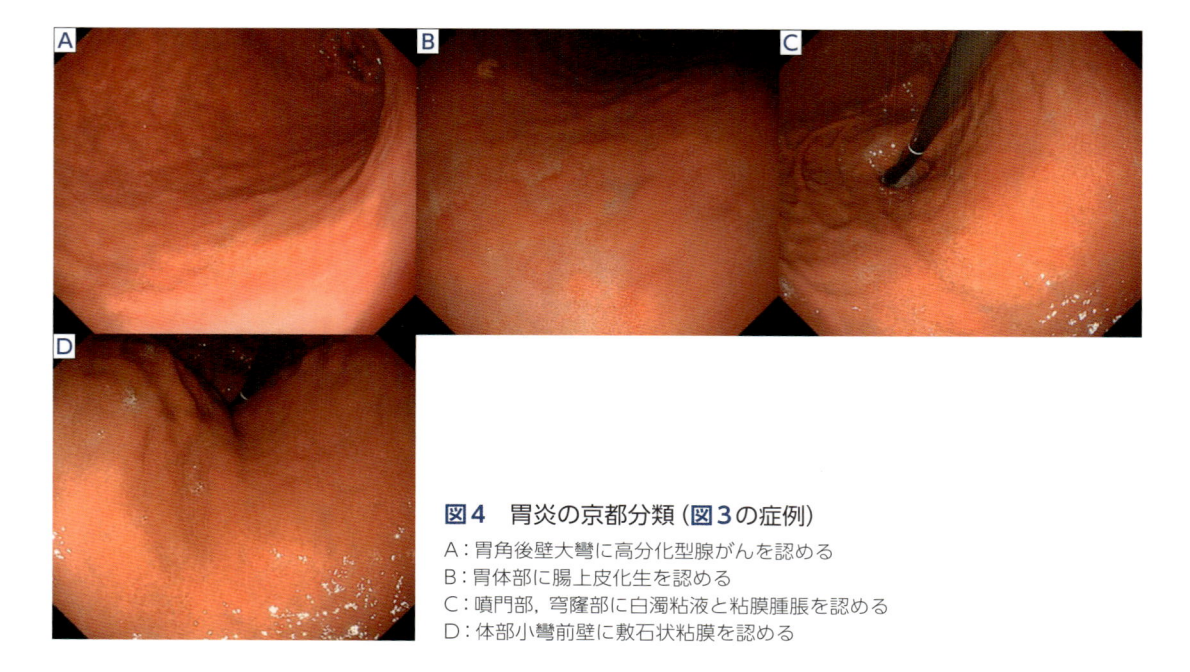

図4　胃炎の京都分類（図3の症例）

A：胃角後壁大彎に高分化型腺がんを認める
B：胃体部に腸上皮化生を認める
C：噴門部，穹窿部に白濁粘液と粘膜腫脹を認める
D：体部小彎前壁に敷石状粘膜を認める

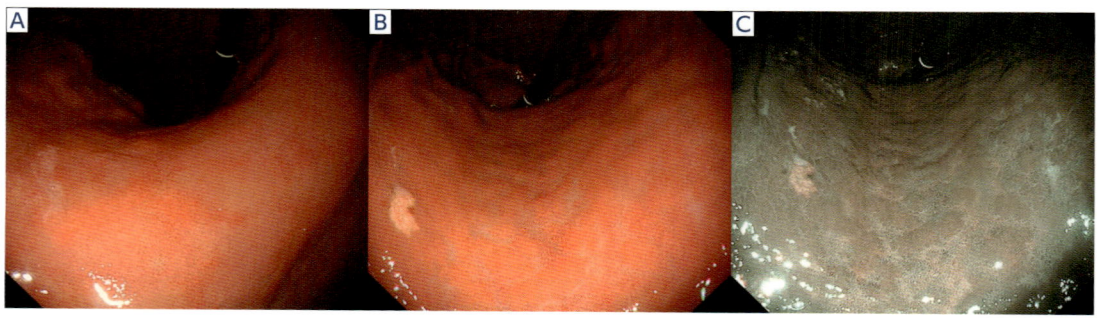

図5　修正胃がんリスク分類（図3の症例）

A：胃角のRACは消失している
B：open type内視鏡萎縮と地図状発赤を認める
C：IEEによる体部の腸上皮化生を広範囲（≧30%）に認める

まとめ

▶ *H. pylori*感染の胃がんリスクに関連性がある内視鏡所見として，これまで胃粘膜萎縮が代表であったが，*H. pylori*除菌後長期では，腸上皮化生の重要性が高まっている。

▶ 腸上皮化生の内視鏡所見として，light blue crest（LBC），white opaque substance（WOS），管状模様がある。

▶ 修正京都分類胃がんリスクスコアリングシステムでは，胃角のRAC消失，open type内視鏡萎縮，IEEによる胃体部の腸上皮化生（≧30%），胃体部の地図状発赤がリスク所見とされている。

▶ 除菌後胃がん，特に除菌後長期経過後の胃がんでは，非*H. pylori*感染の影響についても今後検討する必要がある。

1) Uemura N, et al:Helicobacter pylori infection and the development of gastric cancer. N Engl J Med. 2001;345(11):784-9.

2) 加藤元嗣, 他編：胃炎の京都分類. 改訂第3版. 春間　賢, 監. 日本メディカルセンター, 2023.

3) Take S, et al:Baseline gastric mucosal atrophy is a risk factor associated with the development of gastric cancer after Helicobacter pylori eradication therapy in patients with peptic ulcer diseases. J Gastroenterol. 2007;42 Suppl 17:21-7.

4) Kodama M, et al:Gastric mucosal changes, and sex differences therein, after Helicobacter pylori eradication:A long-term prospective follow-up study. J Gastroenterol Hepatol. 2021;36(8):2210-6.

5) Correa P:Human gastric carcinogenesis:a multistep and multifactorial process--First American Cancer Society Award Lecture on Cancer Epidemiology and Prevention. 1992;52(24):6735-40.

6) Takao T, et al:Multifaceted Assessment of Chronic Gastritis:A Study of Correlations between Serological, Endoscopic, and Histological Diagnostics. Gastroenterol Res Pract. 2011;2011:631461.

7) Nagata N, et al:Predictability of Gastric Intestinal Metaplasia by Mottled Patchy Erythema Seen on Endoscopy. Gastroenterology Res. 2011;4(5):203-9.

8) Nawata Y, et al:Reversal Phenomenon on the Mucosal Borderline Relates to Development of Gastric Cancer after Successful Eradication of H. pylori. J Gastroenterol Hepatol Res. 2017;6(2):2333-8.

9) Rugge M, et al:Staging gastritis:an international proposal. Gastroenterology. 2005;129(5):1807-8.

10) Salazar BE, et al:The OLGA-OLGIM staging and the interobserver agreement for gastritis and preneoplastic lesion screening:a cross-sectional study. Virchows Arch. 2022;480(4):759-69.

11) Marcos P, et al:Endoscopic grading of gastric intestinal metaplasia on risk assessment for early gastric neoplasia:can we replace histology assessment also in the West? Gut. 2020;69(10):1762-8.

12) 河合　隆, 他：極細径経鼻内視鏡の進化とHelicobacter pylori除菌後胃癌への対応. Gastroenterol Endosc. 2023;65(8):1299-310.

13) Kawamura M, et al:Kyoto classification risk scoring system and endoscopic grading of gastric intestinal metaplasia for gastric cancer:Multicenter observation study in Japan. Dig Endosc. 2022;34(3):508-16.

14) Take S, et al:Risk of gastric cancer in the second decade of follow-up after Helicobacter pylori eradication. J Gastroenterol. 2020;55(3):281-8.

15) Cheung KS, et al:Long-term proton pump inhibitors and risk of gastric cancer development after treatment for *Helicobacter pylori*:a population-based study. Gut. 2018;67(1):28-35.

16) Niikura R, et al:Long-term proton pump inhibitor use is a risk factor of gastric cancer after treatment for *Helicobacter pylori*:a retrospective cohort analysis. Gut. 2018;67(10):1908-10.

17) Arai J, et al:Association Between Vonoprazan and the Risk of Gastric Cancer After Helicobacter pylori Eradication. Clin Gastroenterol Hepatol. 2024;22(6):1217-25.e6.

18) 日本消化器病学会, 編：消化性潰瘍診療ガイドライン2020. 改訂第3版, 南江堂, 2020.

19) Sanduleanu S, et al:Non-Helicobacter pylori bacterial flora during acid-suppressive therapy:differential findings in gastric juice and gastric mucosa. Aliment Pharmacol Ther. 2001;15(3):379-88.

20) Arai J, et al:Use of Antibiotics and Probiotics Reduces the Risk of Metachronous Gastric Cancer after Endoscopic Resection. Biology(Basel). 2021;10(6):455.

河合　隆

3 非H. pylori感染陽性のH. pylori未感染胃ポリープ──胃ポリープを再考する

はじめに

　胃ポリープは，一般に過形成性ポリープと胃底腺ポリープに分類され，前者はHelicobacter pylori（H. pylori）感染陽性症例，後者はH. pylori感染陰性症例に発生するとされていた。2000年以降，GERD患者や，低用量アスピリンを含むNSAIDs潰瘍予防に対するプロトンポンプ阻害薬（proton pump inhibitor；PPI）の長期間使用症例が増加し，それに伴いPPI関連胃ポリープが登場している。そのため，日常診療において胃ポリープにどのように対応すべきかが問題となっている。本項では，症例を提示しながら対応策を考える。

胃底腺ポリープ

　胃底腺ポリープは，組織学的には胃底腺組織の過形成，嚢胞状拡張腺管を特徴とする非腫瘍性隆起性病変であり，多発するものは胃底腺ポリポーシスとも呼称されている。古くから，家族性大腸腺腫症に合併する病変[1]として取り扱われていたが，現在では家族性大腸腺腫症に伴わない胃底腺ポリープが多数診断されている[2]。その頻度は0.085～4.4％と言われており，30～50歳代に発生し，男女比は1：2～7と女性に多い[3]。内視鏡検査上，周囲の粘膜と同様の粘膜性状を持つ半球状，いわゆる山田分類Ⅱ・Ⅲ型を呈する大きさ5mm以下の隆起であり，多発することがある。境界は比較的明瞭，色調は周囲と同色～やや発赤調で拡張した血管を認めることもある。その成因については不明であるが，H. pylori感染陰性で組織学的に胃粘膜萎縮のない症例に発生し，胃がんとの合併は稀であることが知られている[4, 5]。

症例 1

　典型的な胃底腺ポリープである。70歳代女性，H. pylori未感染で，PPI内服歴はない。心窩部痛があり，上部消化管内視鏡検査を施行した。胃体部上部前壁に周囲の粘膜との境界は明瞭，色調・粘膜性状は周囲粘膜と同様な半球状で，山田分類Ⅱ型を呈する10mm大のポリープを認めた（**図1A**）。8年後に経過観察の内視鏡検査を施行するも，ポリープの大きさ，形状ともにほぼ変化を認めなかった（**図1B**）。13年後，経過観察の内視鏡検査にて，ポリープはやや平坦化し，くびれ状の変化を認めた（**図1C**）。生検病

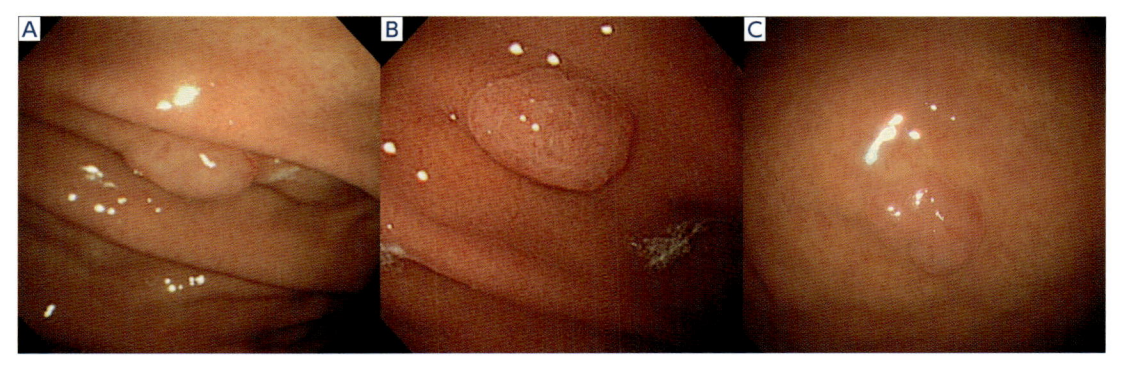

図1 内視鏡所見（症例1：70歳代，女性）

A：初回。境界明瞭，色調・粘膜性状は周囲粘膜と同様な半球状で，山田分類Ⅱ型，10mm大のポリープを認める
B：8年後。ポリープの大きさ，形状ともにほぼ変化を認めない
C：13年後。ポリープはやや平坦化し，くびれ状の変化を認める

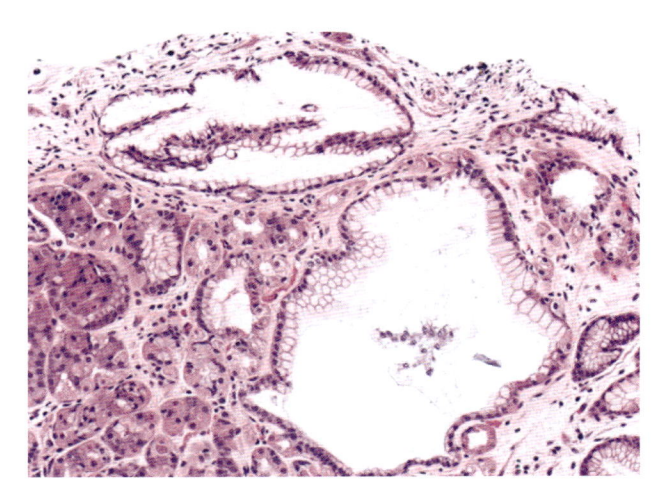

図2 病理組織所見（症例1）

初回検査13年後の経過観察中のポリープからの生検標本（HE染色）。胃底腺が密にみられ，嚢胞状に拡張した胃底腺を認める。炎症細胞浸潤はほとんど認められない

理組織検査では，胃底腺が密にみられ，嚢胞状に拡張した胃底腺を認め，胃底線ポリープと診断した。炎症細胞浸潤はほとんど認められない（**図2**）。古典的な胃底線ポリープは，本症例のように経過観察しても変化を認めないものであった。

症例2

　PPIを長期投与しており，非*H. pylori*感染を併発したと思われる胃底線ポリープである。50歳代女性，*H. pylori*未感染で，逆流性食道炎を発症しPPIの内服を開始した。PPI内服2年後に内視鏡検査にて胃体部大彎を中心に多発する山田分類Ⅱ・Ⅲ型，大小不同のポリープを認めた（**図3A**）。PPI内服3年後になると，ポリープはさらに増大したため生検を行った（**図3B**）。生検病理組織検査では，ポリープ内には胃底腺が密に分布しており，腺中心部の様々な程度の拡張を伴い，小嚢胞状を呈する腺管を認めた。

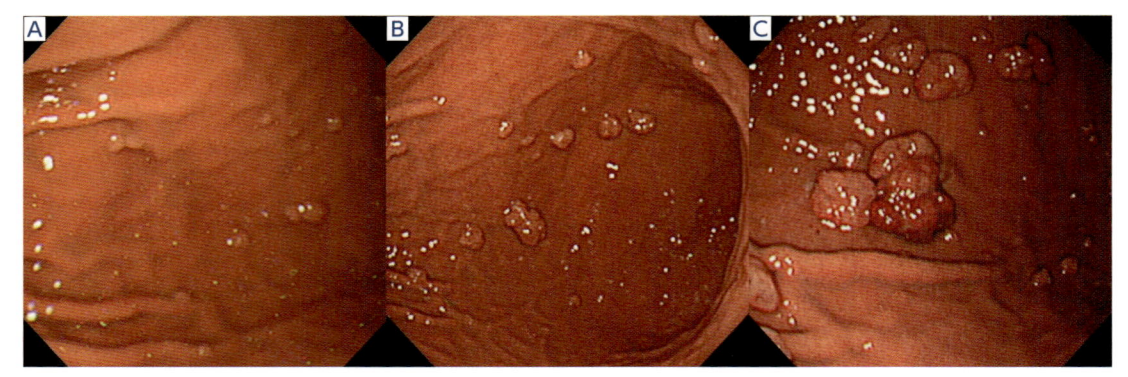

図3　内視鏡所見（症例2：50歳代，女性）
A：PPI内服2年後。胃体部大彎を中心に多発し，色調・粘膜性状は周囲粘膜と同様な半球状で，山田分類Ⅱ・Ⅲ型，大小不同のポリープを認める
B：PPI内服3年後。胃体部大彎のポリープは全体にさらに増大し，一部に表面凹凸を認める
C：PPI内服5年後。胃体部大彎のポリープはさらに増大し，表面凹凸とともに一部のポリープは発赤調に変化している

悪性所見はみられなかった。逆流性食道炎の症状があったため，PPIの内服を継続した。PPI内服5年後には，さらにポリープは増大し，表面凹凸とともに発赤を伴っていた（**図3C**）。発赤部より生検を行ったところ，病理組織学的に一部の胃底腺や腺窩上皮が嚢胞状に拡張していた。間質には好中球やリンパ球が混在する炎症細胞浸潤を，また一部の腺管には過形成変化を伴っていた（**図4**）。悪性所見はなくGroup1と診断された。本症例は，最終的にPPIを9年間継続投与し，ポリープは増大し一部有茎性となり，発赤所見も増加していた（**図5A**）。背景胃粘膜の内視鏡所見は，胃体部大彎に白濁粘液を認め，胃体部小彎ではRACが消失し，粘膜腫脹を認めた。さらに穹窿部大彎にも白濁粘液と白色扁平隆起，胃体部大彎に軽度皺襞腫大・蛇行を認め，胃炎の京都分類から非*H. pylori*感染と診断された[6]（**図6**）。後日行った胃液培養結果にて*Streptococcus*および*Neisseria*が陽性であった。患者と相談の上，PPIからヒスタミンH₂受容体拮抗薬（H₂RA）に変更した。H₂RAに変更して約6カ月後の内視鏡検査にて，ポリープの著明な縮小を認めた（**図5B**）。PPI投与時の胃ポリープの増大はPPI長期投与による変化と考えられるが，胃炎の京都分類において内視鏡的胃炎所見を認めるとともに，組織学的にも好中球浸潤を認めたことから，胃酸分泌抑制により，*Streptococcus*および*Neisseria*などを含めた非*H. pylori*感染が起こっていたと考えられる。胃底腺ポリープの癌化に関しては，近年多くの報告が認められる[7]。その中では*H. pylori*感染陽性症例，さらにはPPIを長期投与している症例が多い。ポリープの増大例や表面の凹凸不整などの所見を有する例においては詳細な内視鏡観察，病理組織検査が必要であり，さらには*H. pylori*除菌療法を行っている場合や，非*H. pylori*感染が内視鏡的に疑われる場合，PPIの休薬や薬剤変更を考慮する必要性があると思われる。

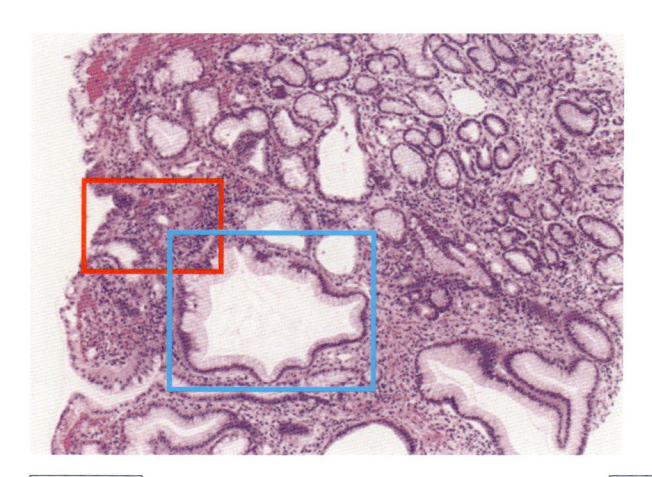

拡大像

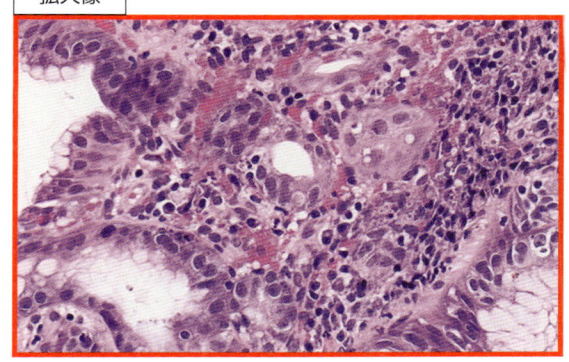

拡大像

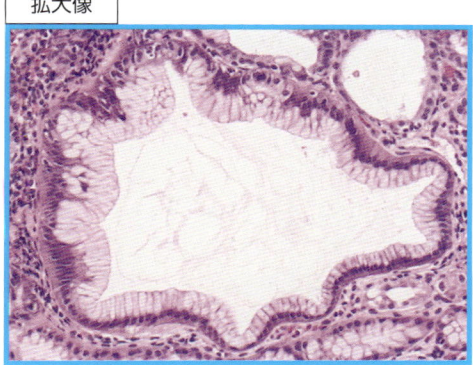

図4　病理組織所見（症例2）
PPI内服5年後の増大・発赤に変化したポリープの生検標本（HE染色）
間質には好中球やリンパ球が混在する炎症細胞浸潤を伴っている（赤枠部分）。胃底腺や腺窩上皮が嚢胞状に拡張しており、また一部の腺管には過形成変化を伴っている（青枠部分）

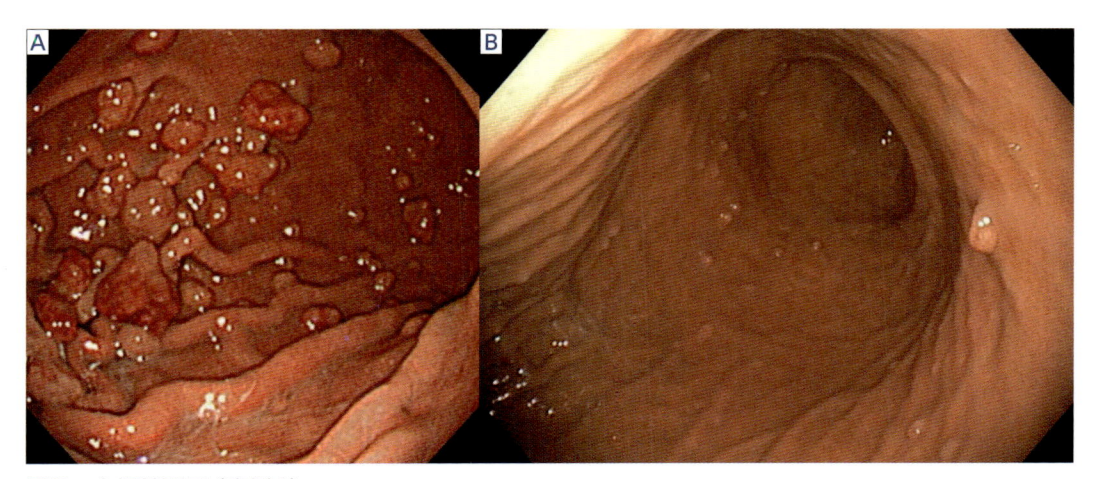

図5　内視鏡所見（症例2）
A：PPI内服9年後。ポリープは増大し、一部有茎性となり、発赤所見も増加している
B：PPIからヒスタミンH₂受容体拮抗薬（H₂RA）に変更して約6カ月後。ポリープの著明な縮小を認める

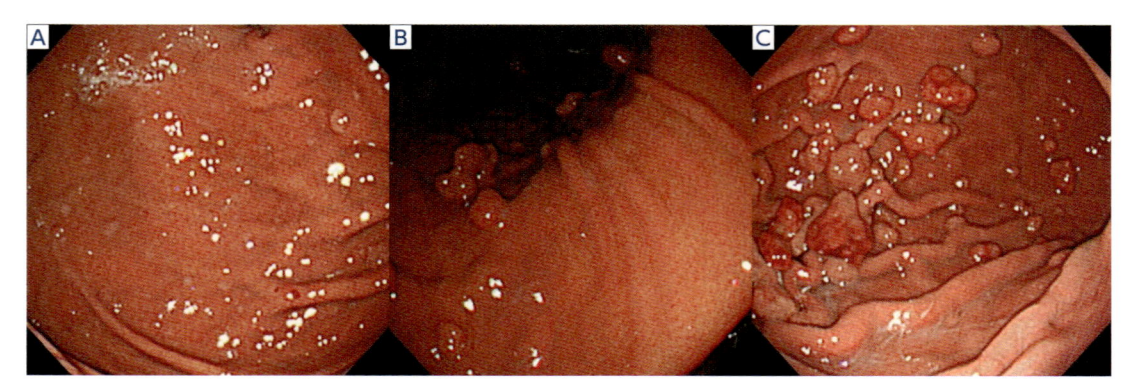

図6 内視鏡所見（症例2，PPI内服9年後の背景胃粘膜）

A：穹隆部大彎に白濁粘液と白色扁平隆起を認める
B：体部小彎ではRACが消失し，粘膜腫脹を認める
C：体部大彎に軽度皺襞腫大・蛇行を認め，白濁粘液を伴っている

過形成性ポリープ

　過形成性ポリープは，その本体は炎症性細胞浸潤によって形成された炎症性ポリープであると考えられており，組織学的には腺窩上皮過形成による腺管の拡張とその大小の嚢胞状拡張を特徴としている。大きなものは間質に種々の程度の細胞浸潤あるいは浮腫と豊富な毛細血管増生を伴う。内視鏡検査的には，発赤が強く山田分類Ⅲ型やⅣ型を呈することが多く，表面にびらんや白苔を伴うことも多い。

　2000年頃まで，*H. pylori*感染率が高く，出血・癌化が考慮される過形成ポリープに対して，内視鏡的切除が行われてきた。過形成性ポリープ全体の癌化率は0.8〜4.5％であり，特に2cm以上では5.0〜8.2％と報告されている[8]。2cm以上の過形成性ポリープはその担癌率を考慮して内視鏡的切除の適応とされていた。過形成性ポリープは*H. pylori*感染に伴う炎症との関連が強く，*H. pylori*除菌により80％程度の症例において過形成性ポリープが消失・縮小すると報告されている[9]。

症例3

　70歳代女性，*H. pylori*感染陽性で，PPI内服歴はない。胃体下部大彎に山田分類Ⅲ型，白苔とびらんを伴う発赤調のポリープを認めた（**図7A**）。背景粘膜は木村・竹本分類O-Ⅰの内視鏡的萎縮性胃炎を認めた。生検病理組織検査では，びらん状の粘膜組織，腺窩上皮の過形成性変化，間質には高度な炎症細胞浸潤と毛細血管の増生を認めた。本症例に対して*H. pylori*除菌治療が行われ，ポリープは著明に縮小した（**図7B**）。

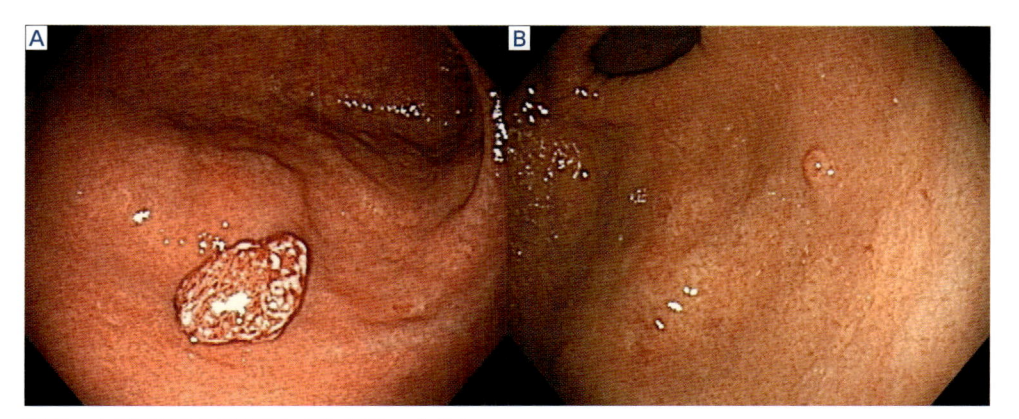

図7　内視鏡所見（症例3：70歳代，女性）
A：胃体下部大彎に山田分類Ⅲ型，白苔とびらんを伴う発赤調のポリープを認める
B：*H. pylori*除菌後，ポリープは著明に縮小している

症例4

　60歳代男性，*H. pylori*未感染で，骨髄異形成症候群の既往がある。逆流性食道炎にてPPI内服を開始した。PPI内服9年後，胃体上部後壁に淡紅色の山田分類Ⅱ型ポリープを認めた（**図8A**）。背景粘膜の胃炎の京都分類所見としては，穹窿部に白濁粘液と粘膜腫脹，さらに小さな過形成性ポリープを（**図9A**），胃体部小彎ではRACの消失および粘膜腫脹を認め（**図9B**），内視鏡的に非*H. pylori*感染所見であった。後日行った胃液培養結果にて*Streptococcus*および*Neisseria*が陽性であった。病理組織結果では，腺窩上皮は高円柱状で過形成変化を示し，粘膜固有層には浮腫・うっ血，好中球，リンパ球・形質細胞浸潤を認め，過形成性ポリープの診断であった（**図8B**）。PPIの長期投与に伴い非*H. pylori*感染を起こし，過形成性ポリープを発症したと考えられる。

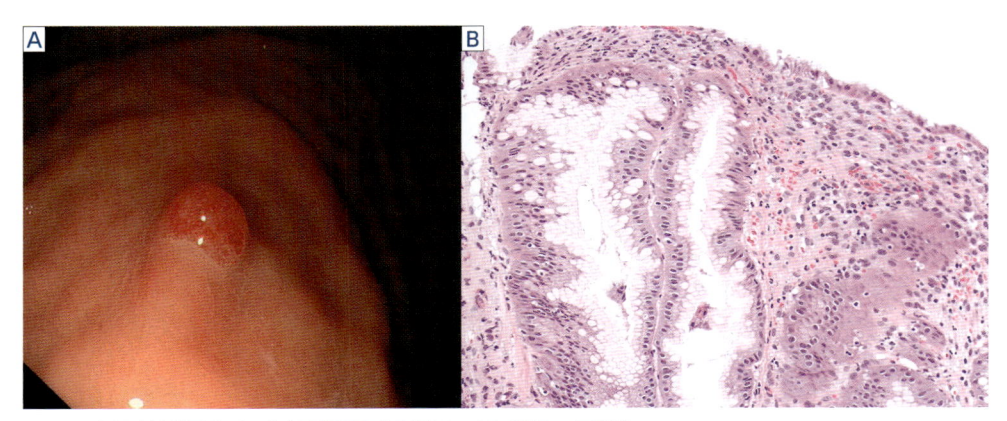

図8　内視鏡所見および病理所見（症例4：60歳代，男性）
A：PPI内服9年後。胃体上部後壁に淡紅色の山田分類Ⅱ型ポリープを認める
B：ポリープからの生検病理標本（HE染色）。腺窩上皮は高円柱状で過形成変化を示し，粘膜固有層には浮腫・うっ血，好中球，リンパ球・形質細胞浸潤を認める

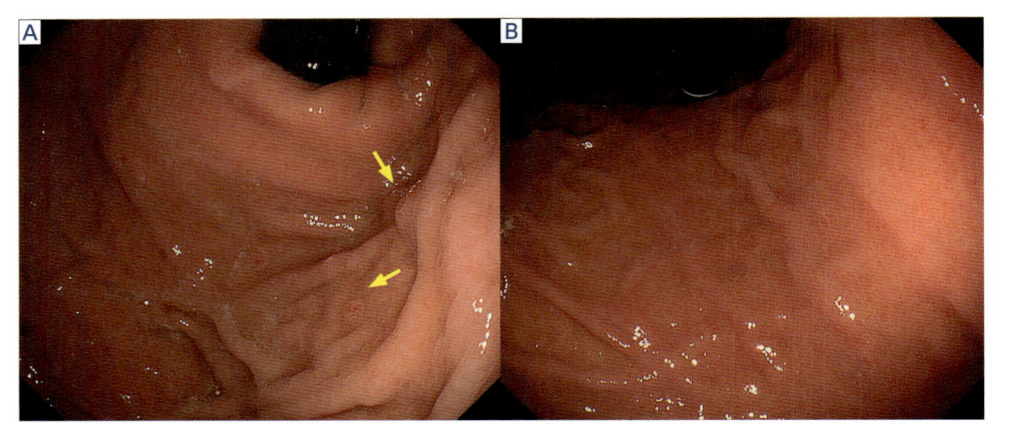

図9 内視鏡所見（症例4）
A：穹窿部に白濁粘液と粘膜腫脹，さらに小さな過形成性ポリープ（矢印）を認める
B：胃体部小彎では，RACの消失および粘膜腫脹を認める

まとめ

▶ *H. pylori*感染率の低下により過形成性ポリープが減少していたが，近年，PPIの長期投与により胃底線ポリープの増大，過形成性ポリープの増加にしばしば遭遇する。

▶ 胃底線ポリープの表面に発赤所見や凹凸，さらに背景粘膜に胃炎の京都分類にて非*H. pylori*感染を疑う所見を認めた場合には，ポリープの組織学的検査，さらに胃液培養や遺伝子検査により細菌感染をチェックをする必要性があり，胃ポリープを再考する時期が来ている。

文 献

1) Utsunomiya J, et al:Gastric lesions of familial polyposis coli. Cancer. 1974;34(3):745-54.
2) Iida M, et al:Fundic gland polyposis in patients without familial adenomatosis coli:its incidence and clinical features. Gastroenterology. 1984;86(6):1437-42.
3) 山本明子, 他：胃底腺性ポリープの臨床的検討.日消誌. 1998;95(10):1101-9.
4) 上村直実, 他：胃底腺ポリープ症例の背景胃粘膜に関する臨床的検討 特に胃癌症例との対比について. Gastroenterol Endosc. 1993;35(11):2663-71.
5) Sakai N, et al:Low prevalence of Helicobacter pylori infection in patients with hamartomatous fundic polyps. Dig Dis Sci. 1998;43(4):766-72.
6) Kawai T, et al:Intragastric bacterial infection and endoscopic findings in *Helicobacter pylori*-negative patients. J Clin Biochem Nutr. 2024;75(1):65-70.
7) 南澤昌郁, 他：Helicobacter pylori除菌後に増大した胃底腺ポリープに腺癌が発生した1例. Gastroenterol Endosc. 2022;64(9):1550-6.
8) 松原亜季子：胃ポリープ癌，胃過形成性ポリープに発生する腺癌. 別冊日本臨牀. 新領域別症候群シリーズ. 2009(11):430-3.
9) Ohkusa T, et al:Disappearance of hyperplastic polyps in the stomach after eradication of Helicobacter pylori. A randomized,clinical trial. Ann Intern Med. 1998;129(9):712-5.

河合　隆

4

H. pylori 除菌後の自己免疫性胃炎

1 | 自己免疫性胃炎の診断基準と内視鏡所見

はじめに

　　自己免疫性胃炎（autoimmune gastritis；AIG）とは，自己反応性T細胞によって胃底腺が破壊・消失し，この過程においてプロトンポンプに対する自己抗体が産生される特殊型胃炎である[1, 2]。AIGは，内因子の分泌低下によりビタミンB$_{12}$吸収障害をきたし，晩期には悪性貧血，亜急性連合性脊髄変性症，末梢神経障害，認知症などの神経疾患のリスクを高めることがある[1, 3]。また，AIGは高ガストリン血漿を伴うため胃神経内分泌腫瘍（neuroendocrine tumor；NET）を合併しやすく，胃体部には高度の萎縮が存在するため胃がんの合併にも注意する必要がある[1, 3]。さらに，AIGは他臓器に橋本病などの自己免疫疾患を合併することがある[1]。このようにAIGは合併する疾患が多いため，正確に診断することが重要である。

AIGの診断基準と内視鏡所見

1. 泥沼除菌とAIG

　　わが国の多施設共同研究の結果によると，尿素呼気試験での偽陽性結果により，*Helicobacter pylori*（*H. pylori*）感染症に対する誤った除菌治療を2回以上繰り返した患者は，186人中28人（15.1%）に認められている[4]。このような繰り返し除菌治療が行われる「泥沼除菌」は，AIG症例に含まれている可能性が高く，AIGを疑う根拠のひとつになる[4]。無酸症のAIGには*H. pylori*以外のウレアーゼ産生菌が存在するため，ウレアーゼを介した診断法（迅速ウレアーゼ試験や尿素呼気試験）が用いられているときは注意が必要である。

2. AIGの診断基準

　　わが国にはこれまでAIGの診断基準はなかったが，2023年，日本消化器内視鏡学会附置研究会「A型胃炎の診断基準確立に関する研究会（代表世話人：鎌田智有）」において国内外のエビデンスと附置研究会における議論が集約され，新しい診断基準が提示された[3, 5]。**表1**[3, 5]に示すように，確定診断は「A）典型的な内視鏡所見または組織所見」に加え，「B）抗壁細胞抗体または抗内因子抗体の陽性」を満たす必要がある[3, 5]。なお診療現場では，保険適用ではない抗壁細胞抗体や抗内因子抗体の測定は難しい可能性があり，その場合は「A）内視鏡所見と組織所見」を満たす症例を疑診例とする[3, 5]。

表1 AIGの診断基準

確定診断例
以下のA) とB) の基準を満たすもの。ただし，早期は組織所見と抗壁細胞抗体あるいは抗内因子抗体陽性を満たすもの
　A) 内視鏡所見[*1]，組織所見[*2]のいずれか，もしくは両者が自己免疫性胃炎としての要件を満たすもの
　B) 抗壁細胞抗体陽性，あるいは抗内因子抗体陽性

疑診例
　A) のみを満たすもの。ただし，早期は組織所見のみを満たすこと

[*1]：内視鏡所見
　主所見：胃体部〜胃底部優位の高度萎縮を認める (胃体部で均一な血管透血像を呈する)
　副所見：胃体部〜胃底部では固着粘液，残存胃底腺粘膜，過形成性ポリープがみられることがある。前庭部は必ずしも正色調とは限らない。斑状発赤，稜線状発赤，輪状模様が参考になる場合もある
　上記項目のうち，主所見を必須とする

[*2]：組織所見
　1. 早期 (early stage)：最盛期AIGに併存することがある
　(1)胃底腺粘膜の胃小窩長と胃腺管長の比率はほぼ正常であるが，正常胃底腺構造 (壁細胞・頸粘液細胞層の二層構造) が不鮮明化し，胃腺部全体が壁細胞・頸粘液細胞層にみえる
　　・胃小窩 (胃腺窩) 長と胃腺長の比率：1：2〜4
　　・壁細胞：胃腺部に多数残存するが，変性 (膨化＝偽肥大)，管腔内への突出や脱落で，軽度減少，プロトンポンプの染色性低下や細胞質内での分布異常を伴う
　　・主細胞 (pepsinogen I 陽性・MUC6 陰性)：不鮮明化と頸粘液細胞へ移行
　　・頸粘液細胞 (pepsinogen I 陽性・MUC6 陽性)：胃腺部全層に分布するが，腺底部で増加が顕著
　　・幽門腺細胞 (pepsinogen I 陰性・MUC6 陽性)：(−) ＞ (＋)，少数
　　・腸上皮化生 (胃体部や穹窿部ではCDX2陽性・CD10陽性の小腸型)：(−)
　(2)ECL細胞 (クロモグラニンA陽性) 過形成：(−) 〜 (＋)，腺管内・外，線状＞小充実性，小結節状
　(3)胃底腺の間にリンパ球・形質細胞浸潤が軽度〜中度，リンパ球 (CD3[+]) は上皮内にもあり
　(4)ガストリン細胞過形成：(＋) 〜 (−)

　2. 進行最盛期 (advanced florid stage)
　(1)胃底腺粘膜の胃腺部は多数〜中等数の幽門腺や頸粘液腺 (頸粘液細胞からなる腺管＝偽幽門腺) で占められる。変性壁細胞が目立ち，壁細胞・頸粘液細胞層の痕跡が残存する部もある
　　・胃小窩 (胃腺窩) 長の延長と胃腺長の短縮がある。両者の比率：1：＜1 (〜2)
　　・壁細胞：(−) ＞ (＋)，残存する少数の壁細胞に変性やプロトンポンプの染色性低下・陰性化が強い
　　・頸粘液細胞：胃腺部の下半分や腺底部に存在または消失
　　・幽門腺細胞：胃腺部の表層部〜全層に存在
　　・腸上皮化生 (小腸型)：(−) 〜 (＋)，軽度
　(2)ECL細胞過形成 (腺管内・外，線状＞小充実性，小結節状)：(＋)
　(3)ガストリン細胞過形成：(＋)

　3. 進行終末期 (advanced end stage)：最盛期AIGの一部を合併することが多い
　(1)胃腺部は中度〜腸上皮化生と少量の幽門腺＞頸粘液腺で占められている。または胃小窩延長が高度で，胃腺部 (幽門腺＞頸粘液腺) が少量残存する
　(2)ECL細胞過形成 (腺管内・外，線状＞小充実性，小結節状)：(＋)
　(3)ガストリン細胞過形成：(＋)

（文献3, 5をもとに作成）

3. AIGの内視鏡所見

　AIGの診断につながる手がかりとして最も頻度が高いのは内視鏡検査であることが報告されており[4]，その特徴的な内視鏡所見を把握することは重要である。また，内視鏡所見からAIGの診断に至り，悪性貧血や悪性腫瘍の発見につながる可能性もあり，内視鏡検査は重要であると考えられる。AIGの確定診断例の主所見（**表1**）は，胃体部から胃底部優位の均一な血管透見像を呈する高度萎縮（**図1A，C，D，F**）である[3, 5]。そのため内視鏡検査の際には胃体部大彎で送気し，伸展させることが重要である。

　わが国における11施設が参加した多施設共同研究において，多数例のAIGの内視鏡所見を評価している。それによると，改変木村・竹本分類のO4（O-P）が90.1%（200/222）で最も多く，ついでO1-O3が5.9%（13/222）と示されている[4]。副所見（**表1**）[3, 5]として重要な所見のひとつに，胃体部〜胃底部における固着粘液（**図1D，F**）があり，これは水洗では容易に除去できない黄白調の粘稠な粘液である。その頻度は高く，AIG症例の約1/3（72/222）に認めるとされる[4]。固着粘液を有する症例では，*H. pylori* IgG抗体の陽性率がきわめて低い（2.8%）ことがわかっている[4]。残存胃底腺粘膜所見はAIG症例の約1/3

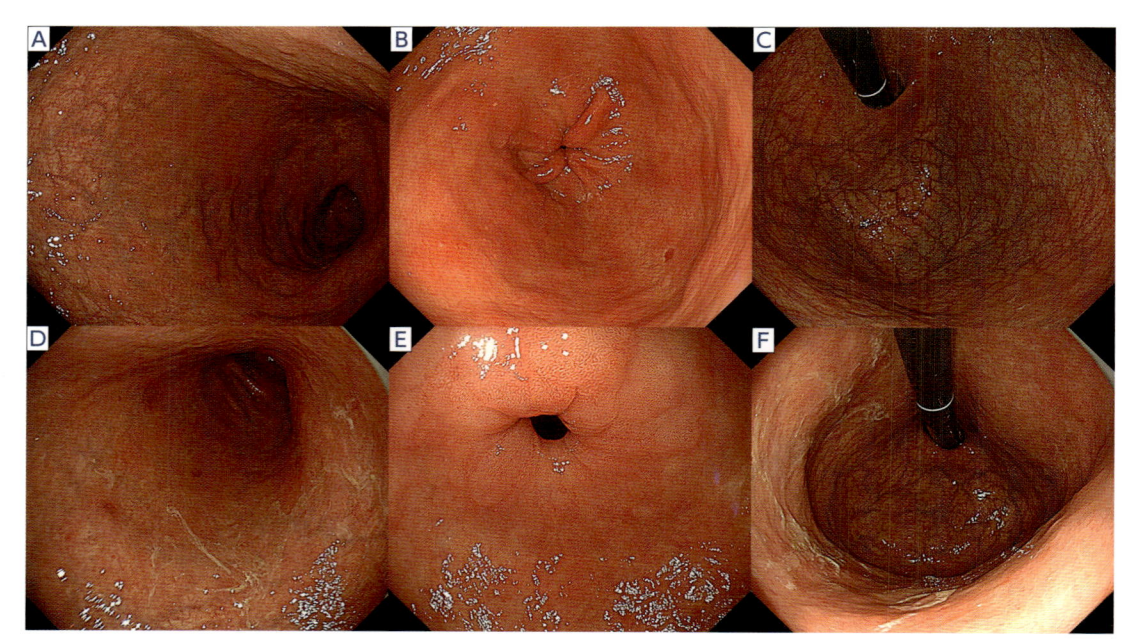

図1　AIGの内視鏡所見

A〜C：70歳代，男性。抗壁細胞抗体：陽性（160倍），抗内因子抗体：陰性，*H. pylori*：血清抗体・尿素呼気ともに陰性
A：胃体部の血管透見像を呈する高度萎縮
B：前庭部の稜線上発赤を伴う粘膜
C：胃底部の均一な血管透見像を呈する高度萎縮

D〜F：80歳代，男性。抗壁細胞抗体：陽性（10倍），抗内因子抗体：陰性，*H. pylori*：血清抗体陰性
D：胃体部の血管透見像を呈する高度萎縮と固着粘液
E：前庭部の軽度発赤を伴う粘膜
F：胃底部の均一な血管透見像を呈する高度萎縮と固着粘液

（70/222）に認められ，これは胃底腺粘膜が不均一に萎縮する際に限局した範囲で取り残された胃底腺粘膜をさす[3~5]。広がりが限局する場合にはflat type，localized type，island-shaped type，広範囲な場合にはextensive typeなどとも表現され，それぞれ残存胃底腺粘膜を有する症例のうち48.6%（34/70），18.6%（13/70），7.1%（5/70）に認める[4]。また，隆起が目立つ場合にはpseudopolyp like typeと表現され，残存胃底腺粘膜を有する症例のうち22.9%（16/70）に認める[4]。前庭部粘膜の所見も副所見のひとつである。前庭部は蠕動，胆汁逆流，*H. pylori*感染などの影響により胃粘膜萎縮や炎症を伴うことがあり，必ずしも正色調とは限らない点に注意が必要である（**図1B**，**E**）。また，前庭部の斑状発赤，稜線状発赤（**図1B**），および輪状模様が参考になる場合もある。

　早期AIGの内視鏡所見は，胃体部の萎縮は認めない[6]，もしくは，小彎に限局する所見[7]があり，進行期でみられる完成された高度萎縮はない可能性がある。また，胃体部のびまん性粘膜腫脹[6]，胃小区の腫脹[8]なども報告されている。ただし，早期AIGの内視鏡所見は少数の症例報告しかないため，今後，症例の蓄積と詳細な検討から統一した内視鏡所見の確立が必要である。

4. AIGの病理組織所見

　AIGの組織所見は萎縮の進行度に応じて，早期，進行最盛期，進行終末期の3期に分類される。それぞれの組織学的特徴は**表1**を参照されたい[3, 5]。なお，各種細胞を客観的に認識するには，消化管クロム親和性細胞様細胞（enterochromaffin-like cell；ECL）に対してクロモグラニンAの免疫染色が必須である[3, 5]（**図2**）。なお，施設の運用上，クロモグラニンAが使用できない場合には，シナプトフィジンが推奨されている[3, 5]。壁細胞にはH^+/K^+-ATPase，主細胞・頸粘液細胞にはpepsinogen ⅠやMUC6，G細胞にはG細

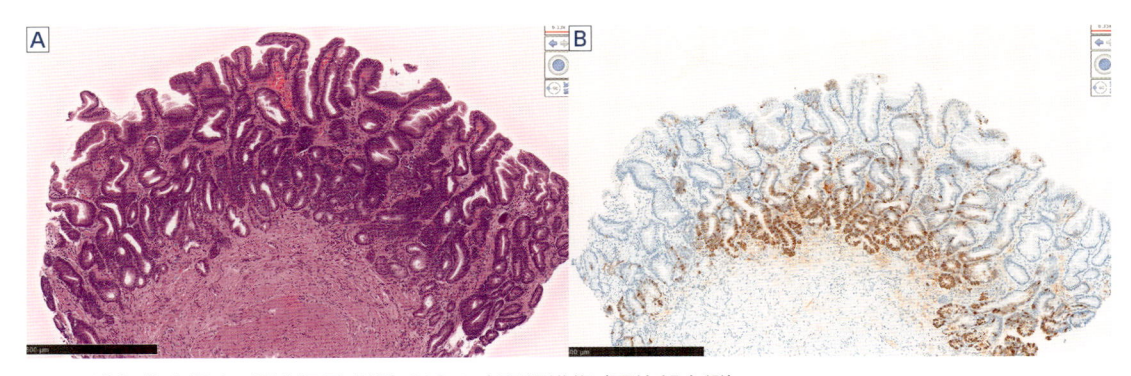

図2　進行終末期（一部進行最盛期）AIGの病理組織像（胃体部大彎）

A：HE染色
胃底腺は大部分が消失し，胃小窩長の延長を認める
B：クロモグラニンA染色
クロモグラニンA陽性細胞が結節状，連続性にみられ，過形成となっている

胞の免疫染色が推奨されている[3, 5]。生検部位は幽門輪から2cm口側の幽門前庭部大彎，および胃体上部大彎から各1点が推奨されている[3, 5]。ただし，抗血栓薬内服者では生検採取に伴う出血リスクがあるため，リスクが高い場合は胃体上部大彎の1点でも可とされている[3, 5]。

5. 胃自己抗体の診断精度

AIG診断における抗壁細胞抗体と抗内因子抗体の感度と特異度は，それぞれ81％と90％，27％と100％と報告されている[9]。いずれの抗体も特異度が高いため，陽性であれば確定診断に至る確率は高い。一方，抗内因子抗体の感度は低いため，陰性だからといってAIGの否定はできない。抗壁細胞抗体の診断基準は10倍以上を陽性とするが，偽陽性を考慮し，今後変更される可能性がある[3, 5]。

文献

1) Lenti MV, et al:Autoimmune gastritis. Nat Rev Dis Primers. 2020;6(1):56.
2) Strickland RG, et al:A reappraisal of the nature and significance of chronic atrophic gastritis. Am J Dig Dis. 1973;18(5):426-40.
3) 鎌田智有, 他：自己免疫性胃炎の診断基準に関する附置研究会からの新提案. Gastroenterol Endosc. 2023;65(2):173-82.
4) Terao S, et al:Multicenter study of autoimmune gastritis in Japan:Clinical and endoscopic characteristics. Dig Endosc. 2020;32(3):364-72.
5) Kamada T, et al:Diagnostic criteria and endoscopic and histological findings of autoimmune gastritis in Japan. J Gastroenterol. 2023;58(3):185-95.
6) Kishino M, et al:Endoscopic features of autoimmune gastritis:focus on typical images and early images. J Clin Med Res. 2022;11(12):3523.
7) Kotera T, et al:Multiple pseudopolyps presenting as reddish nodules are a characteristic endoscopic finding in patients with early-stage autoimmune gastritis. Intern Med. 2020;59(23):2995-3000.
8) Ayaki M, et al:Endoscopic and upper gastrointestinal barium X-ray radiography images of early-stage autoimmune gastritis:a report of two cases. Intern Med. 2021;60(11):1691-6.
9) Lahner E, et al:Reassessment of intrinsic factor and parietal cell autoantibodies in atrophic gastritis with respect to cobalamin deficiency. Am J Gastroenterol. 2009;104(8):2071-9.

永田尚義／隅田ちひろ／市田親正

2 自己免疫性胃炎と*H. pylori*感染

　自己免疫性胃炎（autoimmune gastritis；AIG）や悪性貧血の多い海外からの報告は，*Helicobacter pylori*（*H. pylori*）感染がAIGの原因であるとするものが多い。*H. pylori*感染が胃体部に炎症を起こし，壁細胞が破壊されて自己胃抗体を産生し，その結果，壁細胞領域の胃炎となり，無酸と萎縮の進展により*H. pylori*は消失していくと考えられている[1]。しかし，Harumaらの悪性貧血症例の検討では，*H. pylori*抗体陽性者は皆無であった[2]。また，わが国における多数例のAIGの検討でも，218例のAIGのうち，*H. pylori*の血清IgG抗体陽性率（IgG Ab > 10U/mLを陽性）は7.8％と低い[3]。前庭部の萎縮性胃炎は*H. pylori*感染で必須であるが，AIGでは前庭部の萎縮が乏しいことが特徴である。*H. pylori*が自然に除菌されることによる萎縮の改善は稀であると考えられ，AIGにおける*H. pylori*感染率は低い可能性がある。以上から，AIGにおける*H. pylori*感染の役割はいまだ不明である[4]。

　また，*H. pylori*除菌治療でAIGが改善したとする報告もあるが[5]，除菌治療で悪化したとの報告もある[6, 7]。現在，AIGと*H. pylori*除菌の関連に関しては一定の見解が得られていない。*H. pylori*感染が陽性で胃粘膜に炎症があるAIG症例では，除菌により萎縮が進展するのか，あるいは改善するのか，今後，多数例での検討が待たれる。

文献

1) Pérez-Pérez GI：Role of *Helicobacter pylori* infection in the development of pernicious anemia. Clin Infect Dis. 1997；25(5)：1020-2.
2) Haruma K, et al：Pernicious anemia and *Helicobacter pylori* infection in Japan：evaluation in a country with a high prevalence of infection. Am J Gastroenterol. 1995；90(7)：1107-10.
3) Terao S, et al：Multicenter study of autoimmune gastritis in Japan：Clinical and endoscopic characteristics. Dig Endosc. 2020；32(3)：364-72.
4) Lenti MV, et al：Autoimmune gastritis. Nat Rev Dis Primers. 2020；6(1)：56.
5) Stolte M, et al：Cure of autoimmune gastritis by *Helicobacter pylori* eradication in a 21-year-old male. Z Gastroenterol. 1998；36(8)：641-3.
6) Ihara T, et al：Rapid progression of autoimmune gastritis after *Helicobacter pylori* eradication Therapy. Intern Med. 2023；62(11)：1603-9.
7) 角　直樹, 他：H. pylori除菌療法後に急速に進展した自己免疫性胃炎の1例. 胃と腸. 2019；54(7)：1053-7.

永田尚義／隅田ちひろ／市田親正

3 | 自己免疫性胃炎に合併する 胃がんの特徴

AIGと胃がんリスク

　自己免疫性胃炎（autoimmune gastritis；AIG）が胃がんのリスクとなるか否かを検証した研究は，きわめて少ない。Ruggeらは，抗体価，病理組織，PCRで*Helicobacter pylori*（*H. pylori*）未感染が確認された211人のAIG症例（男女比3：1）を対象に，平均7.5±4.4年の長期前向きコホート研究を実施したところ，観察期間内に甲状腺がんのリスクは3.1（95％CI 1.0-7.2）に増加したが，胃がん（浸潤がん）の発症は認めなかった[1]。このことから彼らは，一般集団と比較してAIG症例では胃体部の慢性炎症や萎縮性変化を認めるものの，胃がんリスクは増加させない可能性があり，胃がんリスクは*H. pylori*の現感染，あるいは既感染に伴う背景胃粘膜の変化の結果として生じている可能性が考えられると結論づけた。ただし，本論文では低悪性度上皮内胃新生物（intraepithelial gastric neoplasia）が6例報告されており，これはわが国の早期胃がんに含まれる可能性がある。また，これは甲状腺がんと同じ症例数である点にも注意が必要である。一方，Songらは，30の異なる自己免疫疾患に関する52の観察研究をメタ解析したところ，自己免疫疾患の存在と胃がんの有意なリスクを示した（リスク比 1.37, 95％CI 1.24-1.52）[2]。この結果は，AIGと胃がんの関連性を反映している可能性がある。海外からの報告のみではあるが，AIGが胃がんのリスクになるか否かに関してはコンセンサスが得られていない。

AIGに合併する胃がんの特徴

　わが国の多施設共同研究の結果によると，AIG症例245例のうち，併存する胃病変は1型神経内分泌腫瘍（neuroendocrine tumor；NET）が11.4％（28/245），胃腺がんが9.8％（24/245），胃腺腫が0.8％（2/245），胃過形成ポリープが21.2％（52/245）であった[3]。胃腺がん24例のうち，早期胃がんは22例，進行胃がんは2例であった。また，組織型は分化型がんが19例，未分化型が5例であった。Kamadaらは，これら24例に加えて11例の報告を追加し，35例39病変の臨床病理学的レビューを行った[4]。それによると，AIG合併胃がんの臨床的特徴は，男性13例，女性22例，平均年齢74.7歳であった[4]。胃がんの約90％（35/39）が早期胃がんであり，そのうち約65％（23/35）が隆起型で，約50％（18/35）が胃体部に発生し，約90％（32/35）が分化型がんであった[4]。

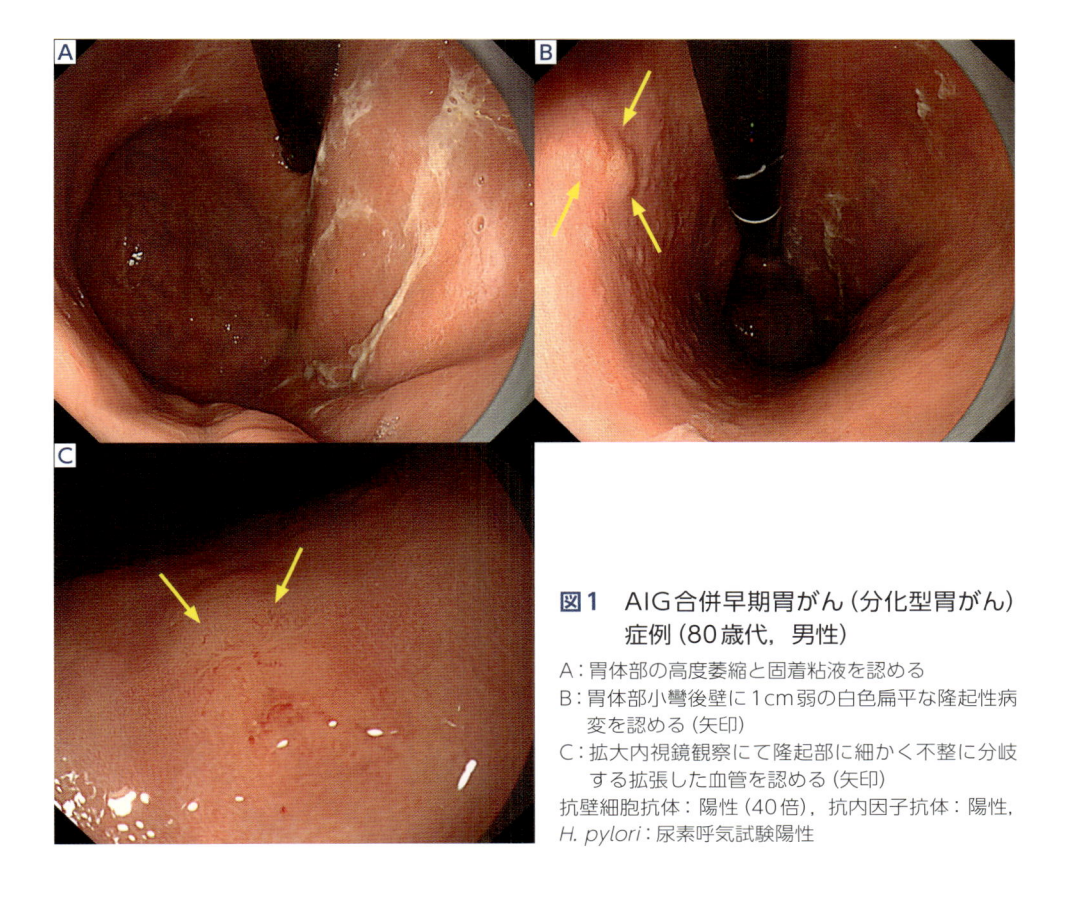

図1 AIG合併早期胃がん（分化型胃がん）症例（80歳代，男性）

A：胃体部の高度萎縮と固着粘液を認める
B：胃体部小彎後壁に1cm弱の白色扁平な隆起性病変を認める（矢印）
C：拡大内視鏡観察にて隆起部に細かく不整に分岐する拡張した血管を認める（矢印）
抗壁細胞抗体：陽性（40倍），抗内因子抗体：陽性，
H. pylori：尿素呼気試験陽性

筆者らが経験したAIGの胃がん合併例も，このような典型的な特徴を有し，胃体部小彎後壁に隆起を呈する早期胃がんで組織型は分化型であった（**図1**）。また，Kamadaらのレビューによると，AIGの胃がん合併症例では非胃がん症例と比較し，悪性貧血の合併率が有意に高い（37.1％ vs. 18.6％，*p* ＝ 0.023）ことも判明しており[4]，AIG合併胃がんの診断の際には悪性貧血の精査も必要と考えられる。

　AIG合併の胃NET治療は，以前は胃全摘術を行っていたが，きわめて予後の良い腫瘍であるため[5]，現在では画像診断でリンパ節転移が否定された場合，主病変の内視鏡的切除あるいは経過観察とされることが多い。切除病変の病理組織学的検査でリンパ管や血管への浸潤を認めた場合は，リンパ節郭清を含めた幽門側切除術または胃全摘術も考慮する。また，分化型であることが多いため，AIG合併の胃がんの治療としては，早期発見できれば内視鏡的切除の良い適応となる。

　AIG診断後のサーベイランスに関するガイドラインは，わが国には存在しないが，欧州のMAPS Ⅱによると，3年ごとの内視鏡検査が推奨されている（エビデンスレベル：低い，弱い推奨）[6]。日本では胃NETや胃がんの合併頻度が約10％と比較的高いことを考慮すると，AIGの診断後も定期的に内視鏡検査をすることが肝要である。

文 献

1) Rugge M, et al:Autoimmune gastritis:long-term natural history in naïve *Helicobacter pylori*-negative patients. Gut. 2023;72(1):30-8.
2) Song M, et al:Autoimmune diseases and gastric cancer risk:a systematic review and meta-analysis. Cancer Res Treat. 2019;51(3):841-50.
3) Terao S, et al:Multicenter study of autoimmune gastritis in Japan:Clinical and endoscopic characteristics. Dig Endosc. 2020;32(3):364-72.
4) Kamada T, et al:Endoscopic features and clinical importance of autoimmune gastritis. Dig Endosc. 2022;34(4):700-13.
5) Namikawa K, et al:Clinical characteristics and long-term prognosis of type 1 gastric neuroendocrine tumors in a large Japanese national cohort. Dig Endosc. 2023;35(6):757-66.
6) Pimentel-Nunes P, et al:Management of epithelial precancerous conditions and lesions in the stomach (MAPS II):European Society of Gastrointestinal Endoscopy (ESGE), European Helicobacter and Microbiota Study Group (EHMSG), European Society of Pathology (ESP), and Sociedade Portuguesa de Endoscopia Digestiva (SPED) guideline update 2019. Endoscopy. 2019;51(4):365-88.

永田尚義／隅田ちひろ／市田親正

コラム

PPI，抗菌薬，プロバイオティクスの*H. pylori*除菌後胃がんへの影響

コラム1

1 PPI，PCAB の *H. pylori* 除菌後胃がんへの影響

はじめに

Helicobacter pylori (*H. pylori*) 除菌後胃がんは，除菌治療が普及し，*H. pylori* 現感染率が低下しているわが国において，重要な疾患となっている。異時性胃がんに占める除菌後に関連した胃がんの割合は40%近くにも及ぶことが報告されている[1]。累積除菌後胃がん発症率は，5年で0.37%，10年で0.5%，20年で0.65%であり，発がんリスクが長期にわたり減少しないことが報告されている[2]。最も懸念されることは，除菌後胃がんのリスク因子が同定されていないことである。

最近の疫学研究において，プロトンポンプ阻害薬 (proton pump inhibitor ; PPI) と除菌後胃がんの発がんリスクの増加の関連が報告されており，トピックとなっている。PPIは胃潰瘍や*H. pylori*除菌治療だけでなく，多くの胃酸分泌疾患の治療で使用されている薬剤である。PPIの強力な胃酸分泌作用により，胃内細菌叢が大きく変化することが報告されており，この細菌叢の変化と除菌後胃がんの関連に大きな関心が集まっている。

本コラムでは，PPIをはじめ，*H. pylori*除菌後胃がんにおいて胃内細菌叢へ影響をもたらす薬剤である，抗菌薬，プロバイオティクスとの関連について述べる。これまでに報告されている最新の知見を解説していく。

PPIが胃がん発症に及ぼす影響

PPIと胃がん発症リスクの関連については，2006年から観察研究の報告が行われている。これらの観察研究をまとめたメタ解析研究から，PPI使用者は非使用者と比べて，胃がん発症リスクの増加と関連があることが報告されている[3]。特筆すべきは，*H. pylori*除菌後の患者における胃がん発症リスクである。2016年に香港からナショナルデータベースを用いた研究が報告された。Cheungらは，*H. pylori*除菌後患者6万3,397人を調査し，PPIと除菌後胃がんの関連を検討した[4]。3,271人のPPI使用者 (週1回以上内服) は1万人年当たり8.1人の胃がん発症を認め，6万126人のPPI非使用者は1万人年当たり2.9人の胃がん発症を認めた (ハザード比 2.62，95% CI 1.62-4.23)。また，PPI内服の頻度と期間が増えるにつれ，PPIと胃がん発症リスクの増加の関連も認められた (週1回以上内服ハザード比 2.43，毎日内服ハザード比 4.55，毎日1年以上内服ハザード比 5.04，毎日2年以上内服ハザード比 6.65，毎日3年以上内服ハザード比 8.34) (図1)[4]。一方，胃がん発症部位別の解析において，非噴門部胃がんではPPIと発がんの関連を認めたが，噴門部胃がんにおいては，PPIと発がんの関連は認められなかった。

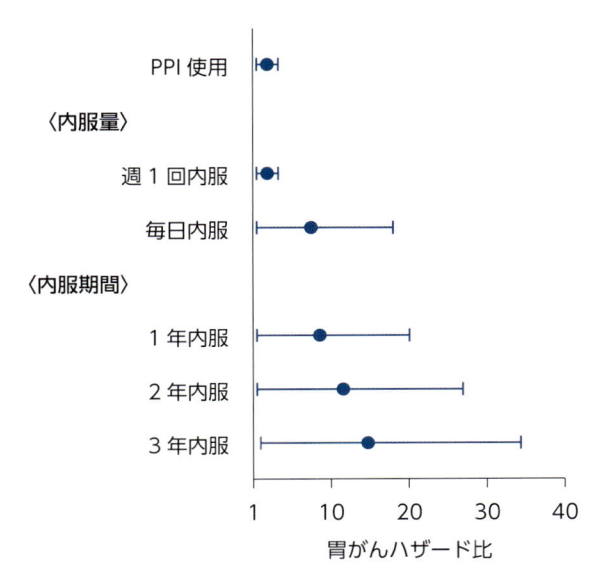

図1 PPI使用と胃がん発症リスクの関連

(文献4より改変引用)

　筆者らは，わが国の*H. pylori*除菌後患者571人に対して後ろ向きコホート調査を行い，平均観察期間6.9年間において，PPI使用者の累積胃がん発生率は2年で4.4％，4年で7.2％，PPI非使用者の累積胃がん発生率は2年で0.9％，4年で1.3％，ヒスタミンH_2受容体拮抗薬（histamine H_2 receptor antagonist；H_2RA）使用者の累積胃がん発生率は，2年で2.9％，4年で2.9％であることを報告している[5]。*H. pylori*除菌前胃粘膜の腸上皮化生の程度によるサブグループ解析において，腸上皮化生がない集団ではPPI使用者は胃がん発症リスクの増加を認めなかったが，腸上皮化生を認める集団においてはPPI使用者は非使用者と比べて胃がん発症リスクの増加を認めた（**図2**）[5]。

　一方，ランダム化比較試験（randomized controlled trial；RCT）から逆の結果も報告されている[6]。Moayyediらは直接経口抗凝固薬（direct oral anticoagulants；DOAC）であるリバーロキサバンまたはアスピリンを内服している欧米の患者において，PPIの安全性の検討を行った。PPI投与群8,791人とプラセボ投与群8,807人にランダム割り付けを行い，主要評価項目を心臓・脳血管イベントの発生，副次評価項目を3年間の消化管がんの発生として比較を行った。その結果，消化管がんの発生は，PPI投与群86人（1.0％，0.33％／年），プラセボ投与群83人（0.9％，0.31％／年）で両群間の発生率に差を認めなかった。

CYP2C19の影響

　PPIはcytochrome P450 2C19（CYP2C19）のgenotypeにより，薬剤の代謝が大きく異なる。筆者らの行った，CYP2C19の代謝能別での胃がん発症リスクの検討を紹介する。患者199人のCYP2C19のgenotypeを解析したところ（78.9％が70歳以上で，72.4％

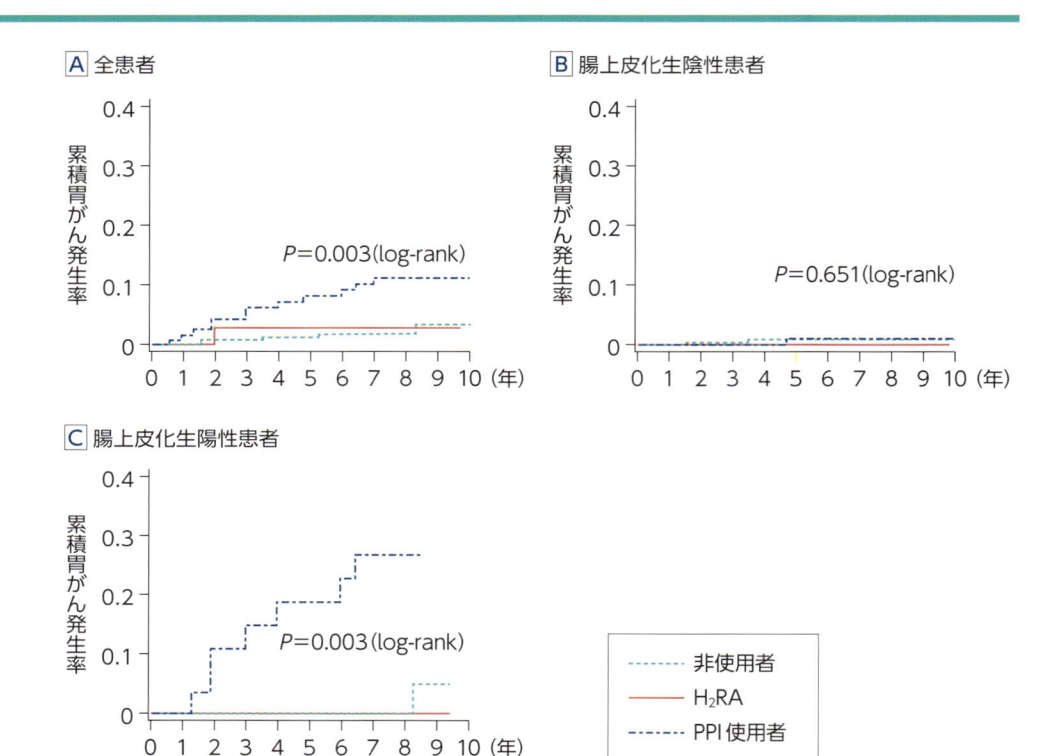

図2 PPI使用と腸上皮化生の層別胃がん発症リスクの関連

（文献5より改変引用）

が男性）[7]，extensive metabolizer が77人，intermediate metabolizer が90人，poor metabolizer が32人であり，計5人の胃がんが観察された。intermediate metabolizer やpoor metabolizer を含む非高度代謝者（ハザード比 2.47）では，extensive metabolizer と比較して胃がんのリスクが上昇したが，統計学的な有意差は検出されなかった。一方，別のベイジアンモデル分析では，intermediate metabolizer やpoor metabolizer は，胃がんの発生率に潜在的なリスクを示すことが示された。intermediate metabolizer とpoor metabolizer がextensive metabolizer よりも大きな危険を有する事後確率は，それぞれ79.8%と87.6%であった（**図3**）[7]。

PCABが胃がん発症に及ぼす影響

　　最近，わが国を中心に新規に使用されはじめている，カリウムイオン競合型アシッドブロッカー（potassium-competitive acid blocker ; PCAB）であるボノプラザンと胃がん発症リスクの関連についても関心が集まっている。PCABは，PPIよりも胃酸分泌抑制作用が強く，強力な胃酸分泌作用が除菌後胃がん発症のより強いリスクになる可能性が懸念されている。2023年に筆者らが行った観察研究を以下に紹介する[8]。

　　2014～2023年にPCAB，PPI，H₂RA を処方された患者データを，DeSCヘルスケア社

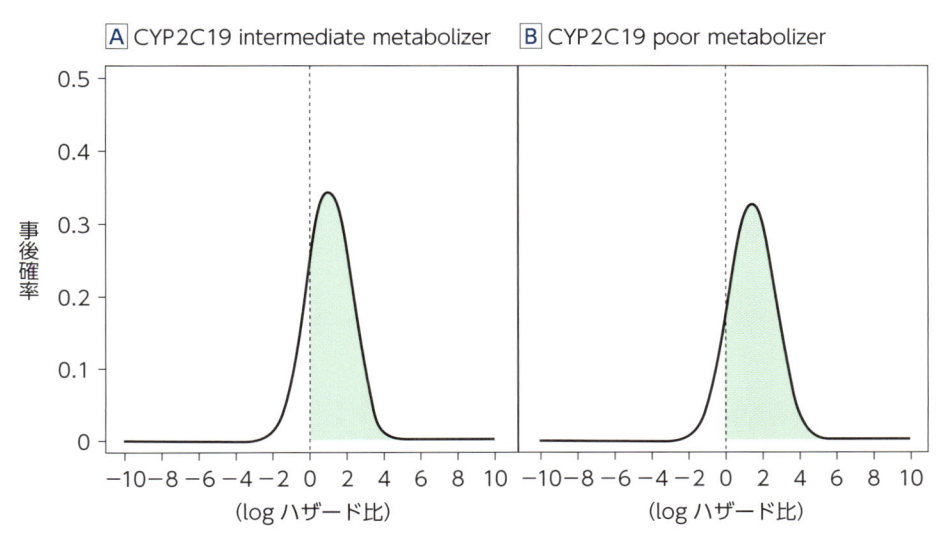

| A CYP2C19 intermediate metabolizer | B CYP2C19 poor metabolizer |

図3 PPI使用とCYP2C19の層別胃がん発症リスクの関連

（文献7より改変引用）

のpopulation-basedデータベースから抽出した。このデータベースは、わが国の主要な保険者ベースを複数統合したデータベースであり、診断コード、薬剤のレセプト電算コードを含む。非保険者が同一健康保険組合に所属している間は、わが国のすべての医療機関からの診療に関するデータを抽出することができる。これらの保険組合の人口は1,000万人を超え、日本の総人口の約10％に相当する。

　このデータベースから、2015年4月〜2018年3月までの期間に、H. pylori感染に対する一次除菌治療として、クラリスロマイシンをベースとした3剤併用療法7日間処方を利用した患者のデータを抽出した。選択基準は、H. pylori除菌の成功である。またH. pylori除菌の成功の定義は、クラリスロマイシンをベースとした3剤併用療法の7日間処方後に、二次除菌療法のメトロニダゾールをベースとした3剤併用療法処方が行われていないことである。除外基準は、胃切除術を受けた患者、H. pylori除菌前に胃がんと診断された患者、追跡期間が1年未満の患者、H. pylori除菌後1年以内に胃がんと診断された患者である。

　合計5万9,274人のデータを解析した〔平均年齢64.91歳、男性2万6,404人（44.55％）〕結果、PCAB使用者は4,776人（8.06％）、PPI使用者は1万3,620人（22.98％）、H_2RA使用者は9,665人（16.31％）であった。また、PCAB短期使用者（2年未満）は1,464人（2.47％）、長期使用者（2年以上）は2,058人（3.47％）であった。平均観察期間4.73年において、165人の除菌後胃がん患者が観察された（**図4**）[8]。PCAB使用者における累積除菌後胃がん発生率は、3年で0.98％、4年で1.47％、5年で2.28％であった。PCAB非使用者における累積除菌後胃がん発生率は5年で1.17％であり、PCAB使用者は有意な発症リスク増加の関連を認めた（H_2RAに対するハザード比 1.68、95％CI 1.23-2.29）。

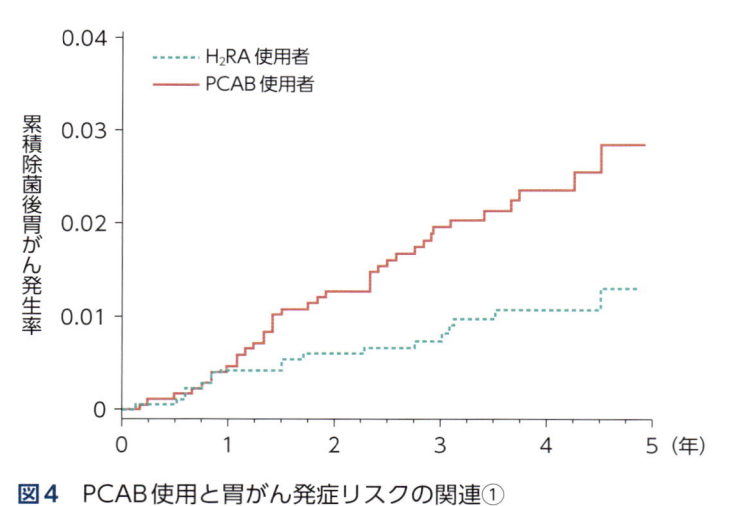

図4 PCAB使用と胃がん発症リスクの関連①

(文献8より改変引用)

　年齢，性別（女性に対する男性）のハザード比は，1.04（95％CI 1.02-1.06），2.96（95％CI 2.12-4.12）であり，感度解析の結果も同様であった。propensity scoreマッチングを行い，3,481人のH$_2$RA使用者と3,450人のPCAB使用者の比較を行った。H$_2$RA群の除菌後胃がんの発症は41人（1.18％），PCAB群の除菌後胃がんの発症は72人（2.09％）であり，PCAB使用と除菌後胃がんの発症リスク増加の関連を認めた（ハザード比 1.74，95％CI 1.18-2.55）。

　用量依存解析において，PCAB短期使用者（2年未満）は1,464人のうち16人（1.09％），PCAB長期使用者（2年以上）は2,058人のうち56人（2.72％）に除菌後胃がんを認めた。H$_2$RAに対するハザード比は，PCAB短期使用者1.01（95％CI 0.59-1.71），PCAB長期使用者2.08（95％CI 1.49-2.90）であり，用量依存的な関連を認めた（**図5**）[8]。

　胃がんの部位別のサブ解析において，PCAB長期使用者（2年以上）は，噴門部がん（ハザード比 14.25，95％CI 1.59-127.58），非噴門部がん（ハザード比1.96，95％CI 1.39-2.76）ともに除菌後がんの発症リスク増加との関連を認めた。

　さらに，PCAB使用群（4,776人）とPCAB非使用群（5万9,898人）の比較においても，PCAB使用群は除菌後胃がんの発症リスク増加との関連を認めた（ハザード比 1.33，95％CI 1.05-1.68）。一方，PCAB単剤使用群（2,768人）とPPI単剤使用群（1万1,612人）のサブ解析において，PCAB単剤使用群は2,768人のうち45人（1.63％）に除菌後胃がんを認め，PPI単剤使用群は1万1,612人のうち198人（1.71％）に除菌後胃がんを認めた。また，PPI単剤使用群と比べて，PCAB単剤使用群は除菌後胃がん発症リスクの増加との関連を認めなかった（ハザード比 0.98，95％CI 0.71-1.36）。

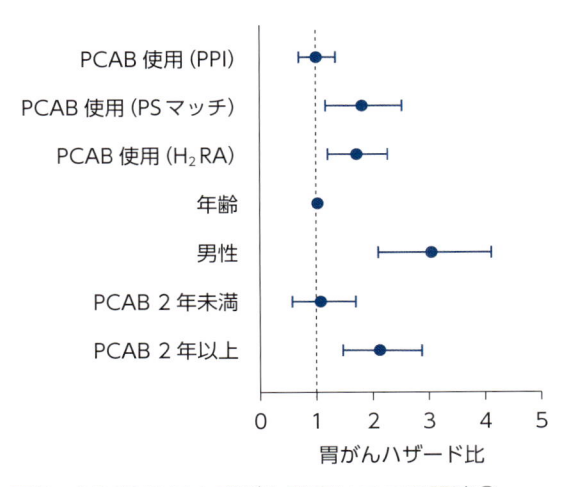

図5 PCAB使用と胃がん発症リスクの関連②

（文献8より改変引用）

なぜPPI，PCABは胃がん発症のリスクを増加させるのか？

　最もよく使用される薬剤の一部であるPPIやPCABが，なぜ胃がんの発症リスクを増加させているのか慎重に考察する必要がある。

　PPIは胃内の壁細胞にあるプロトンポンプを可逆的に阻害することで，胃酸を強力に抑制し，胃内のpHを上昇させる。PPI使用者はPPI非使用者に比べて胃内細菌叢が変化する可能性が高いことが，複数の観察研究において報告されている。胃内のpH上昇に伴い，胃内の細菌叢が変化することで，その後の発がんリスクに影響を与えている可能性がある[9]。

　一方，報告されているPPIおよびPCABの除菌後胃がんの発症リスクについて，慎重に評価することも重要である。*H. pylori*感染率が高い地域からの報告では，PPIおよびPCABの使用と除菌後胃がんの発症リスクの増加の関連を認めるが，*H. pylori*感染率が低い地域におけるRCTにおいては，この発症リスクの増加との関連は認められていない。PPIが胃がん発症のリスクを増加させるか，というクリニカルクエスチョンに対して結論を導くためには，胃がんリスクの高い集団だけでなく，低い集団におけるPPIおよびPCAB使用者の除菌後胃がん発症率を薬剤非使用者の除菌後胃がん発症率と比較する，さらなる研究が必要である。また，PPIおよびPCABの除菌後胃がん発症リスク比は，*H. pylori*感染による胃がん発症リスクと比較して小さい。さらに，用量依存的な関連が明らかになっていることから，PPIおよびPCABを使用している患者においても，胃酸逆流の症状の程度に応じて，H₂RAへの切り替えや，PPI，PCABの休薬を行うことで，除菌後胃がんの発症リスクを軽減することができる可能性がある。薬剤の切り替え，および休薬の効果についての検討も今後の課題である。今後，PPI，PCABの胃がん発症リスク管理も含めた，さらなる知見の集積が期待される。

文 献

1) Na YS, et al:Risk assessment of metachronous gastric cancer development using OLGA and OLGIM systems after endoscopic submucosal dissection for early gastric cancer:a long-term follow-up study. Gastric Cancer. 2023;26(2):298-306.

2) Kumar S, et al:Risk factors and incidence of gastric cancer after detection of *Helicobacter pylori* infection:a large cohort study. Gastroenterology. 2020;158(3):527-36.

3) Jiang K, et al:FB. Relationship between long-term use of proton pump inhibitors and risk of gastric cancer:A systematic analysis. J Gastroenterol Hepatol. 2019;34(11):1898-905.

4) Cheung KS, et al:Long-term proton pump inhibitors and risk of gastric cancer development after treatment for *Helicobacter pylori*:A population-based study. Gut. 2018;67(1):28-35.

5) Niikura R, et al:Long-term proton pump inhibitor use is a risk factor of gastric cancer after treatment for *Helicobacter pylori*:A retrospective cohort analysis. Gut. 2018;67(10):1908-10.

6) Moayyedi P, et al:Safety of proton pump inhibitors based on a large, multi-year, randomized trial of patients receiving rivaroxaban or aspirin. Gastroenterology. 2019;157(3):682-91.

7) Arai J, et al:Nonsteroidal anti-inflammatory drugs prevent gastric cancer associated with the use of proton pump inhibitors after *Helicobacter pylori* eradication. JGH Open. 2021;5(7):770-7.

8) Arai J, et al:Association between vonoprazan and the risk of gastric cancer after *Helicobacter pylori* eradication. Clin Gastroenterol Hepatol. 2024;22(6):1217-25.

9) Jackson MA, et al:Proton pump inhibitors alter the composition of the gut microbiota. Gut. 2016;65(5):749-56.

新倉量太

PPI, 抗菌薬, プロバイオティクスの*H. pylori*除菌後胃がんへの影響

2 non-*Hp* と除菌後胃がん

はじめに

　最も一般的なintestinal type胃がんは, コレア経路 (Correa's cascade) として知られる, 胃特有の細胞の喪失, 萎縮性胃炎, 腸上皮化生, dysplasia, 胃がんというステップにより発がんが引き起こされる[1]。*Helicobacter pylori* (*H. pylori*) はCagAをはじめとする多くの病原性因子を含む。これらの因子による慢性炎症が, 胃がんの発生に関連することが証明されている。一方, 様々な疫学研究から, 抗菌薬による除菌治療により*H. pylori*が消失した患者においても, 胃がんが発生することが明らかになっている。特に, 胃酸分泌機能が低下している, または腸上皮化生変化が生じている患者集団において, 除菌後胃がんの発生率は年率0.5〜1%と高いことが報告されている[2]。

　最近のマウスモデルの研究において, non-*Helicobacter pylori* (non-*Hp*) 細菌, 特に炎症を起こしたヒトの胃や大腸に定着する細菌が, 胃の慢性炎症とその後の悪性変化の原因であることが示唆されている[3]。ヒトを対象とした観察研究においても, 胃がん・慢性胃炎患者は, 非胃炎患者と比較して, 胃内細菌叢の有意な変化が報告されている[4]。本コラムでは, 除菌後胃がんと関連するnon-*Hp*細菌について, 新しい知見を紹介する。

　筆者らは, *H. pylori*の除菌が成功した288人の胃粘膜を用いて, 16S rRNAシークエンスによる胃内細菌叢の解析を行った〔60歳以上278人 (96.5%), 男性159人 (55.2%)〕[5]。プロトンポンプ阻害薬 (proton pump inhibitor；PPI) 使用者は150人 (52.1%), ヒスタミンH_2受容体拮抗薬 (histamine H_2 receptor antagonist；H_2RA) 使用者は78人 (27.1%), 組織学的胃粘膜萎縮を認める患者は262人, 腸上皮化生変化を認める患者は99人であった。

　胃粘膜組織からの生菌は, 細菌培養法と16S rRNAの*in situ* hybridizationにより明らかになった。16S rRNAシークエンスにより, *Streptococcus*, *Delftia*, *Haemophilus*, *Rothia*, *Veillonella*, *Neisseria*属などが胃粘膜から同定された (**図1**)。

　さらに, 16S rRNAシークエンスのPCA解析により, 胃内細菌叢を3群 (PCA group 1, PCA group 2, PCA group 3) に分類することが可能であった (**図2**)[5]。興味深いことに, 多様性を示唆するShannon diversity indexは, PCA group3において, 有意な低下を認めた (**図3**)[5]。linear discriminant analysis (LDA) 解析により, PCA group 1は, *Blautia*, *Bacteroides*, *Bifidobacterium*, *Faecalibacterium*, *Ruminococcus*を含む15種の属が菌量の多い細菌として同定された。PCA group 2は, *Collinsella*, *Eubacterium*, *Catenibacterium*, *Phascolarctobacterium*, *Parabacteroides*の5種の属が多く, PCA group3は, *Streptococcus*, *Delftia*, *Veillonella*, *Ochrobactrum*,

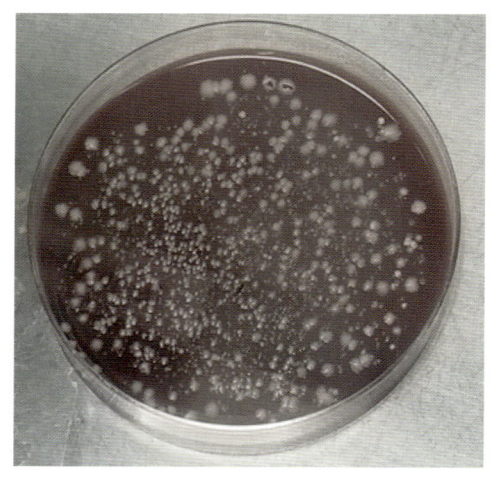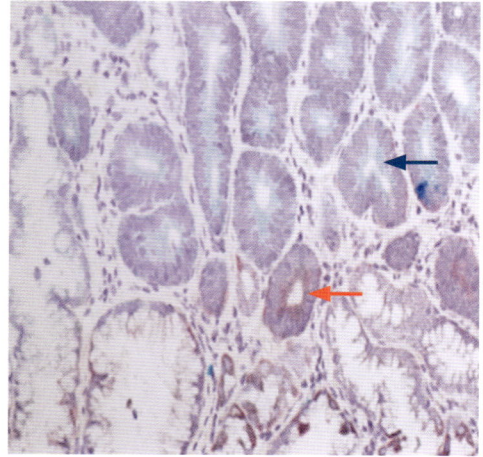

図1 細菌培養法と16S rRNAの *in situ* hybridization

← universal 16S rRNA
← *Fusobacterium spp.*

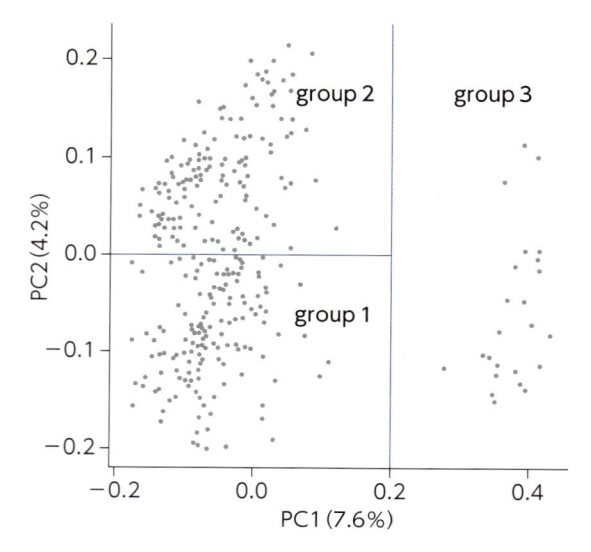

図2 PCA解析による胃内細菌叢の分類

（文献5より引用）

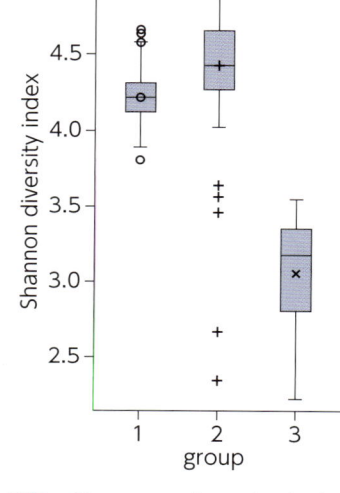

図3 Shannon diversity index

（文献5より引用）

Agrobacterium, *Rothia*, *Fusobacterium*, *Neisseria*, *Haemophilus*, *Porphyromonas* を含む29種の属が多かった（**図4**）[5]。

　PCA groupと臨床因子の関連については，PCA group間において，PPIを含む薬剤使用者の割合に統計学的な群間差は認めなかったが，PCA group 3の患者は男性の割合が65%とPCA group1，PCA group 2群よりも高かった。平均観察期間9.48年の間に，20人（6.94%）の除菌後胃がんの発がんを認めた。累積胃がん発生率は，PCA group 1におい

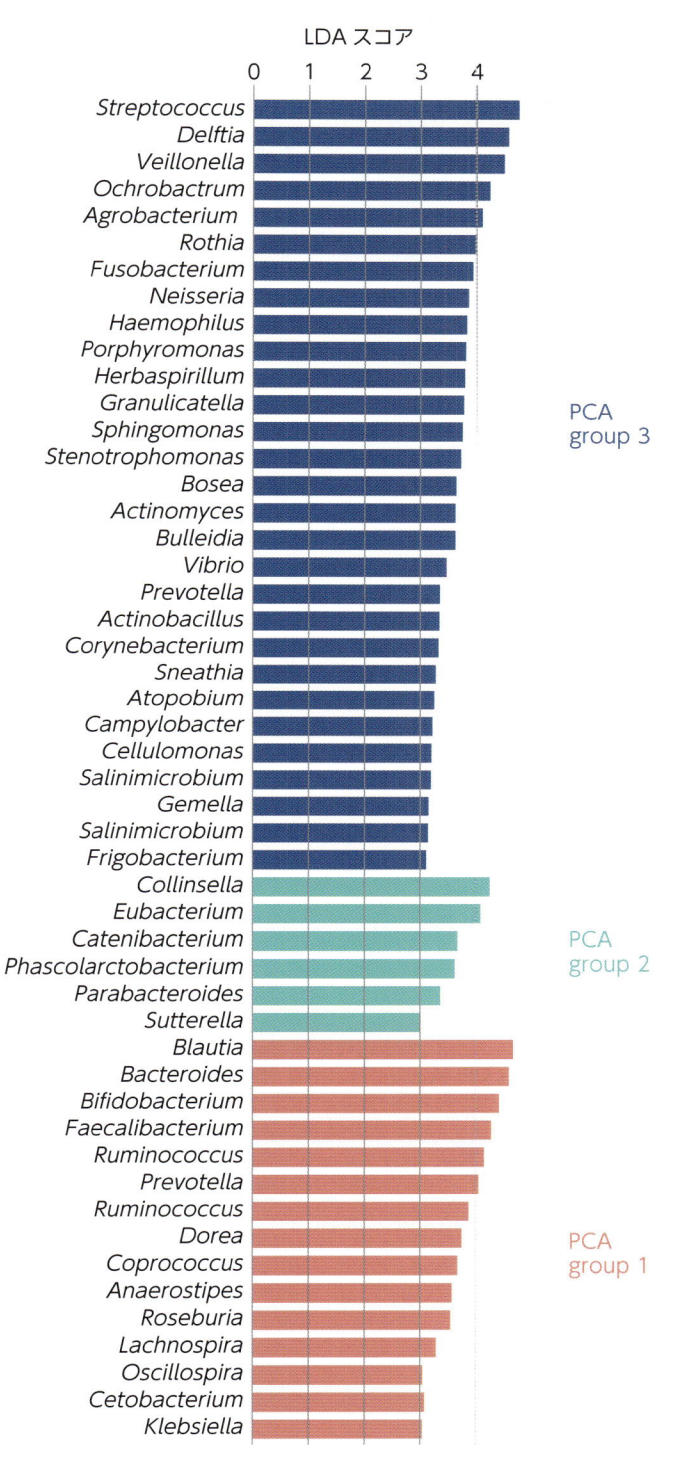

図4　PCA group と LDA スコア

LDA スコアは，linear discriminant analysis effect size 解析により算出される
PCA group 間を構成する細菌叢の group 間差異を示している

（文献5より引用）

ては2年で0.77%，10年で0.77%，PCA group 2においては2年で1.49%，10年で4.16%，PCA group 3においては2年で12.61%，10年で22.32%であった（補正ハザード比11.65，95% CI 2.63-51.56）（図5）。

16S rRNAシークエンスデータに基づいたメタゲノム機能解析の結果，KEGG経路において，脂肪酸代謝，脂肪酸分解がPCA group 3群においてenrichであった。COG経路において，secondary metabolites biosynthesis，脂肪酸代謝がPCA group 3群においてenrichであり，PCA group 3群において同定された細菌の代謝物経路と除菌後胃がんの発がんの関連性が示唆された。

PCA group各群のマッチング症例における免疫組織化学染色所見を図6に示す。マクロファージ染色の，CD68とCD163陽性細胞は，PCA group 3群において有意に高発現率であった。PCA group各群，除菌後胃がん・非がんのマッチング症例における免疫組織化

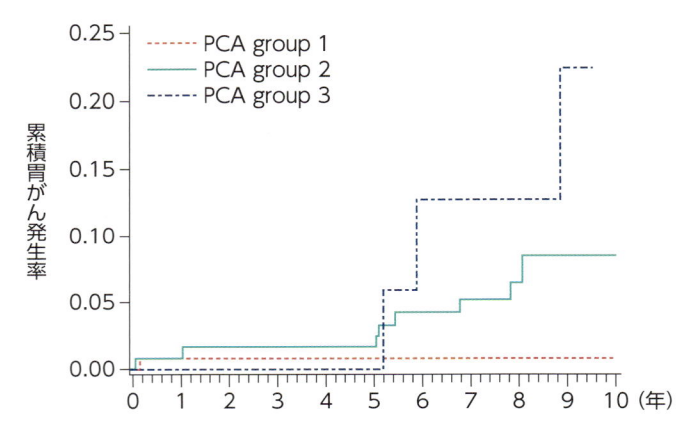

図5　累積胃がん発生率

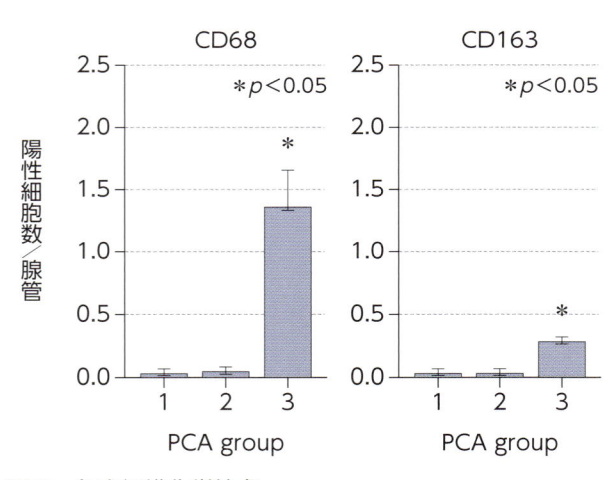

図6　免疫組織化学染色

学染色所見を**図7**[5]に示す。細菌特異的な16S rRNAの*in situ* hybridization (ISH) は，非がん部よりもがん部において，高発現率であった。一方，ムチン染色であるMUC6およびHIK1083は，がん部において有意に低発現率であった。これらの免疫染色の所見から，non-*Hp*細菌による感染の結果，PCA group 3群においてはマクロファージ免疫細胞が活性化され，がん部においては慢性持続炎症に伴い，胃の正常腺管組織のムチンが障害された可能性が示された。

　筆者らは，PCA group 3群の細菌が胃上皮細胞に接着するか，*in vitro*モデルを用いた検討を行った。胃がん細胞株AGSとPCA group 3群のうち，*Fusobacterium nucleatum* (*F. nucleatum*)，*Neisseria subflava* (*N. subflava*) の共培養を行った。フローサイトメトリー解析において，*F. nucleatum*と*N. subflava*は，それぞれAGS細胞へ直接，接着してい

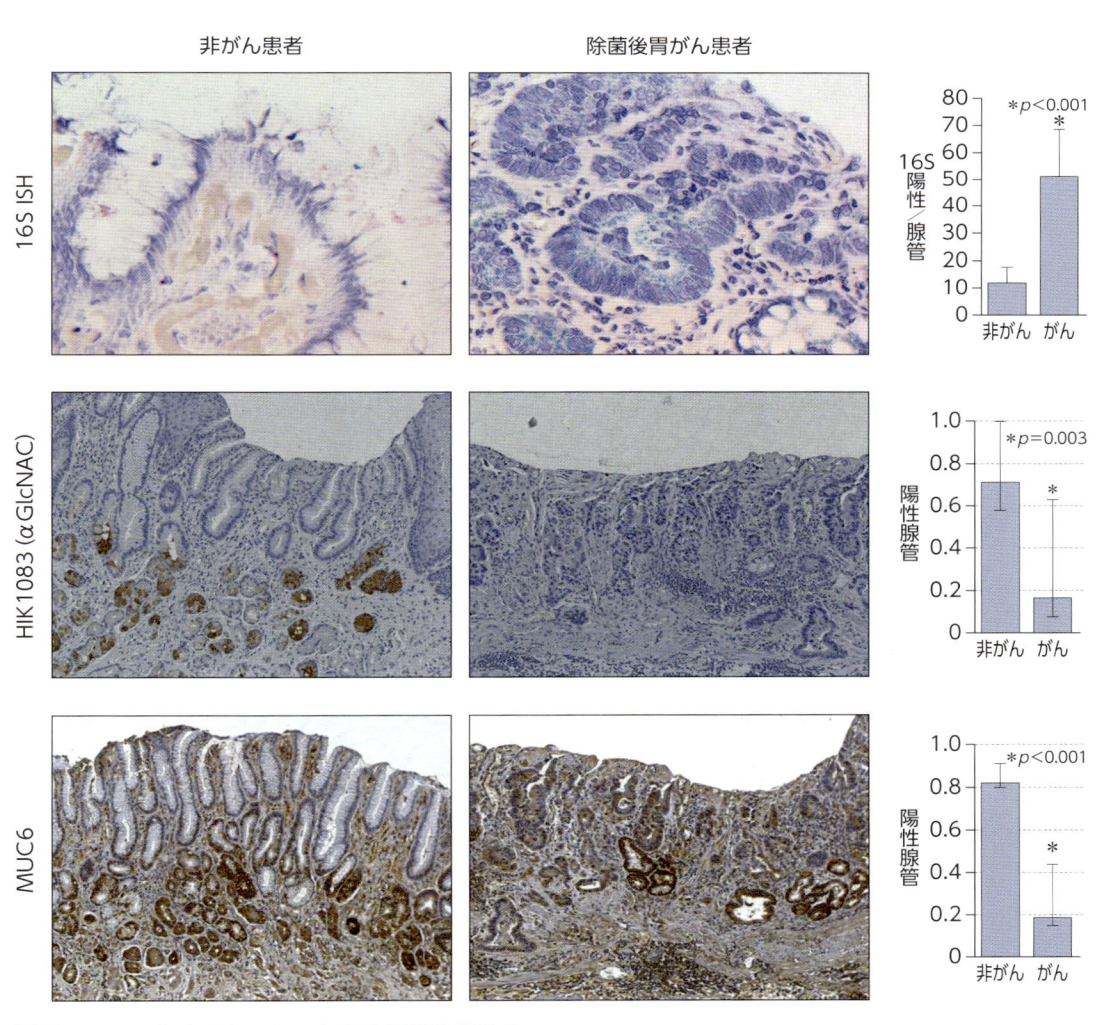

図7 *in situ* hybridization と免疫組織化学染色

（文献5より一部引用）

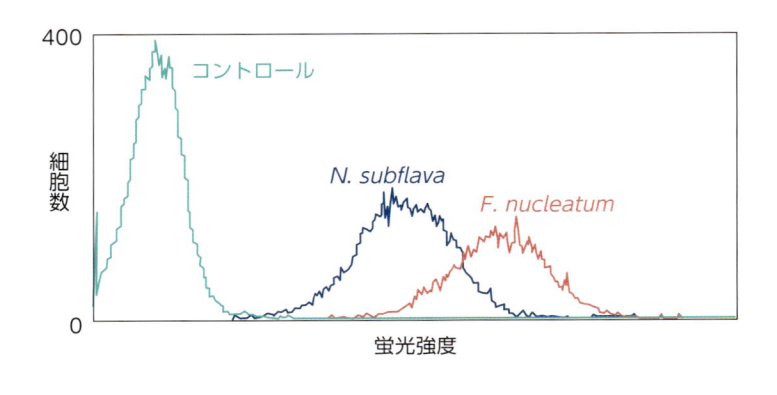

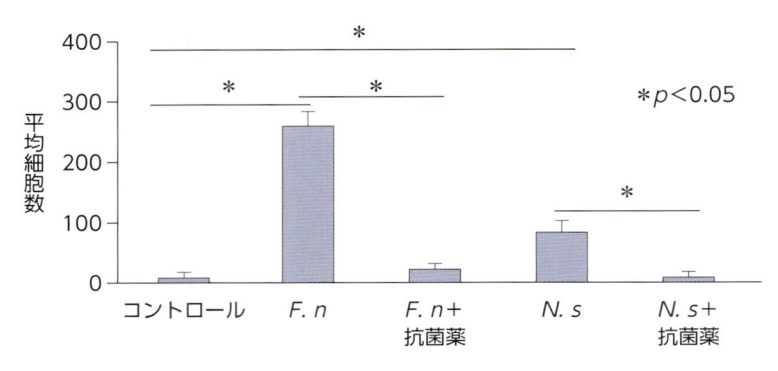

図8 フローサイトメトリー解析

F. n：*Fusobacterium nucleatum*
N. s：*Neisseria subflava*

（文献5より引用）

ることが示された。さらに，抗菌薬の投与により，この接着が低下することが示された（**図8**）[5]。

　以上の筆者らの研究から，複数のnon-*Hp*細菌が除菌後胃がん患者の胃粘膜から直接検出され，また一部の*in vitro*モデル解析の結果から，これらのnon-*Hp*細菌が直接，胃上皮に接着できる可能性が示された。さらに，これらの細菌由来の特定の代謝物が除菌後胃がん患者群において，発がんと関連している可能性が示唆された。今後，これらのnon-*Hp*細菌の除菌後胃がんにおける発がんpathwayへの関連について，さらなる研究が進むことが期待される。

抗菌薬とプロバイオティクス

　筆者らのこれまでの報告において，胃がん細胞株，胃オルガノイド*in vitro*モデル解析を用いたnon-*Hp*細菌感染に対して，抗菌薬を投与することで，non-*Hp*細菌の接着を阻害できる可能性が示唆されるようになった。この関連を疫学研究の観点から検討することは重要である。除菌後胃がんにおける，抗菌薬およびプロバイオティクス使用の関連について，筆者らの疫学研究の報告を以下に紹介する。

DPCデータベースを用いて，2014〜2019年の間に*H. pylori*除菌薬の処方と胃がんの内視鏡的切除術を受けた患者データの抽出を行い，除菌後の異時性胃がんの発症と抗菌薬，プロバイオティクス（乳酸菌，酪酸産生菌，ビフィズス菌，糖化菌）をはじめ，アスピリン，NSAIDs，メトホルミン，スタチンなどの抗炎症作用を持つ薬剤との関連を評価した。

1,347人の患者（男性1,022人，平均年齢72.5歳）を解析したところ，平均追跡期間2.55年の間に，140人（10.39%）が異時性胃がんを発症した。抗菌薬使用者は431人〔β-ラクタム301人，carcinogenic bacteria（*Fusobacterium*，*Citrobacter*，*Clostridium*）に対する抗菌薬（アモキシシリン，ホスホマイシン，メトロニダゾール，テトラサイクリン，リンコマイシン）234人，嫌気性菌に対する抗菌薬（リンコマイシン，メトロニダゾール，カルバペネム，テトラサイクリン）108人〕，プロバイオティクス使用者は76人，アスピリン使用者は97人，NSAIDs使用者は129人，メトホルミン使用者は44人，スタチン使用者は135人であった。

累積異時性胃がん発生率は，抗菌薬使用者において3年で10.62%，5年で12.48%，抗菌薬非使用者において3年で14.11%，5年で35.68%であり，抗菌薬使用者の累積胃がん発生率は，抗菌薬非使用者と比較して有意に低率であった。同様にプロバイオティクス使用者において，累積異時性胃がん発生率は3年で6.06%，5年で6.06%，プロバイオティクス非使用者は3年で12.95%，5年で27.88%であり，プロバイオティクス使用者の累積胃がん発生率は，非使用者よりも有意に低率であった（**図9**）。

一方，その他の薬剤の使用に対する非使用者の異時性胃がん発症のハザード比は，アスピリン0.91（95% CI 0.49-1.66），NSAIDs 0.82（95% CI 0.46-1.47），メトホルミン0.81（95% CI 0.32-2.03），スタチン0.52（95% CI 0.27-0.99）で，スタチンにのみ軽度の胃がん低リスクの関連が示唆された（**図10**）。

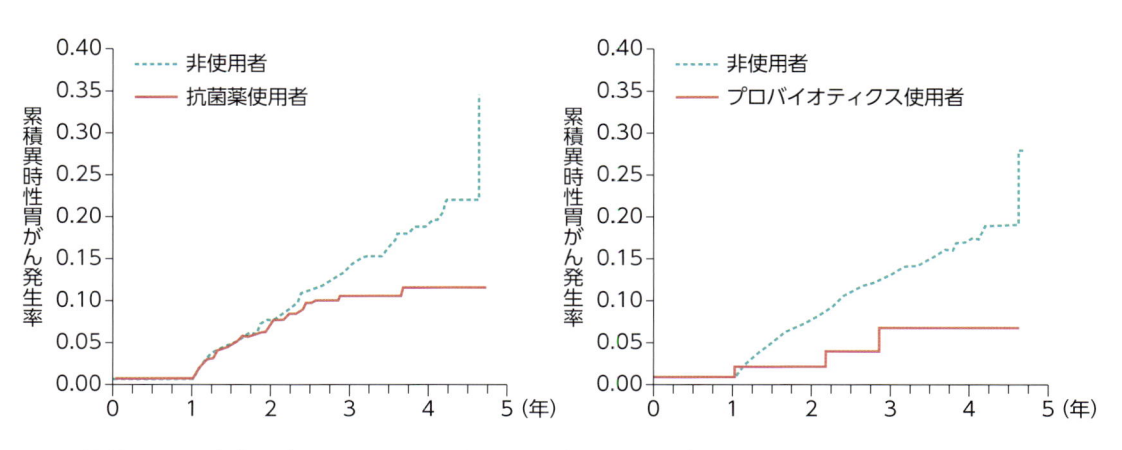

図9 抗菌薬およびプロバイオティクスの使用と累積異時性胃がん発生率

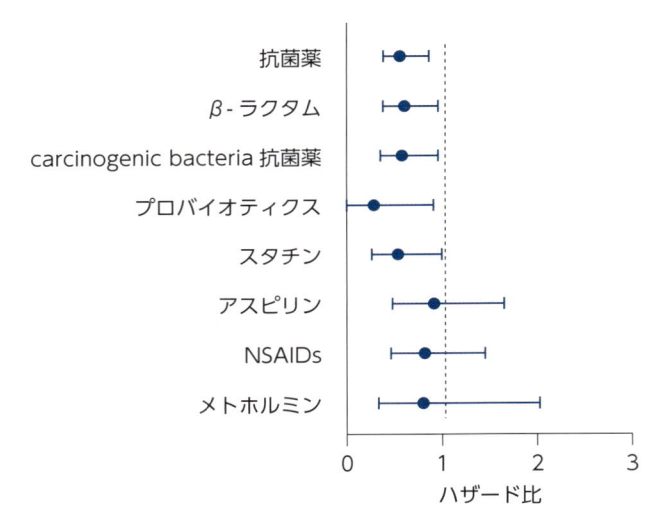

図10 抗菌薬，プロバイオティクス，およびその他の薬剤
と異時性胃がん発症のハザード比

抗菌薬の種類別のサブ解析において，β-ラクタム系使用者とcarcinogenic bacteria（*Fusobacterium*，*Citrobacter*，*Clostridium*）に対する抗菌薬使用者は，異時性胃がん発症のハザード比が0.61（95%CI 0.39-0.96），0.59（95% CI 0.36-0.97）と有意に低値であった（**図10**）。

本コラムでは，*H. pylori*除菌後胃がんと，non-*Hp*細菌の関連を中心とした最新の研究結果を概説した。*H. pylori*感染率の低下，*H. pylori*除菌後胃がんの増加がみられるわが国において，non-*Hp*の発がん機序に関する今後の研究が期待される。

文献

1) Correa P:A human model of gastric carcinogenesis. Cancer Res. 1988;48(13):3554-60.
2) Niikura R, et al:Long-term proton pump inhibitor use is a risk factor of gastric cancer after treatment for *Helicobacter pylori*:a retrospective cohort analysis. Gut. 2018;67(10):1908-10.
3) Lertpiriyapong K, et al:Gastric colonisation with a restricted commensal microbiota replicates the promotion of neoplastic lesions by diverse intestinal microbiota in the *Helicobacter pylori* INS-GAS mouse model of gastric carcinogenesis. Gut. 2014;63(1):54-63.
4) Ferreira RM, et al:Gastric microbial community profiling reveals a dysbiotic cancer-associated microbiota. Gut. 2018;67(2):226-36.
5) Niikura R, et al:Non-*Helicobacter pylori* gastric microbiome modulates prooncogenic responses and is associated with gastric cancer risk. Gastro Hep Advances. 2023;2(5):684-700.

新倉量太

コラム2　AI診断の有用性

はじめに

　人工知能（artificial intelligence；AI）の消化器内視鏡画像解析への活用に関する学術研究が活発に行われている。胃がんをはじめ，食道がん，小腸腫瘍，大腸がんの内視鏡診断におけるAIの有用性について報告されている。対象となる内視鏡画像は，白色光の静止画像だけでなく，画像強調内視鏡（image enhanced endoscopy；IEE）画像，カプセル内視鏡ビデオ画像など多岐にわたる。本コラムでは，胃がんの内視鏡診断領域を中心に，研究開発の中心となっているAIモデルの学術研究に関して概説する。

　現在広く開発されている内視鏡画像診断Aモデルには，病変画像を分類するclassificationモデル（**図1A**）と，病変範囲を検出するobject detectionモデル（**図1B**）がある。また内視鏡画像AI診断の出力形式には，電子的に記録された内視鏡画像データに判定結果をイメージ出力する方法と，リアルタイム画像判定結果を内視鏡モニターに出力する方法がある。リアルタイム画像判定により内視鏡医の画像診断を支援するシステムは，2024年時点で医療機器承認されているものがある。

　現在開発されているAIモデルの構築は，AIモデルが予測した結果と正解データとの間にある誤差を最小化する演算，「学習」を繰り返すことで行われる。内視鏡画像診断では疾患病態に基づいた形態学による診断が行われるため，AIモデルの学習は教師データを用いた方法で行われる。教師データには，病変の有無や種類を分類するデータと，病変の範囲の座標を

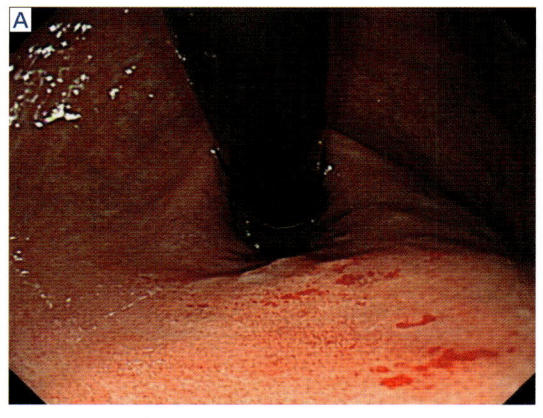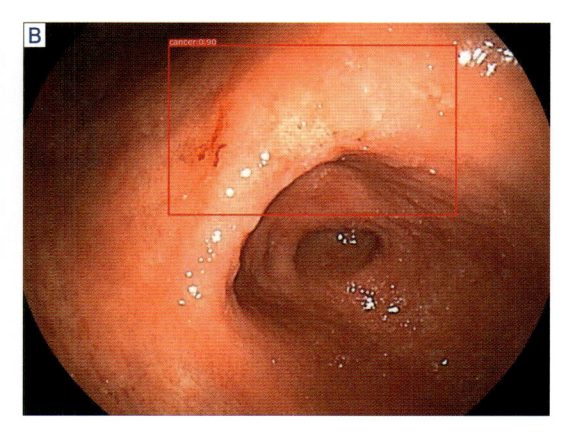

図1　AIモデル別出力結果
A：classificationモデル
B：object detectionモデル。赤色のボックスは胃がんの検出範囲を示す

指定するデータがある。2018年にわが国から初の胃がんを診断するAIモデルが報告され，2023年までに，白色光の胃がん診断AIモデルが5報，IEE画像の胃がん診断AIモデルが2報，報告されている。

胃がん診断における内視鏡医とAIの比較

筆者らが行った，胃がん内視鏡画像診断AIモデルと内視鏡専門医の診断率の直接盲検比較の研究を紹介する[1]。患者年齢，性別，内視鏡的胃粘膜萎縮，*Helicobacter pylori*感染状況（現感染，陰性，除菌後）の因子を用いたマッチング解析を行い，AIモデル群と内視鏡専門医群間のバランスがとれた内視鏡画像データを用いて解析した。主要評価項目は，患者単位の胃がんの診断率とした（非劣性検定，非劣性マージン5%[注]）。副次評価項目は，患者単位の進行胃がん，早期胃がんの診断率，画像単位の胃がんの診断率，胃がんの範囲診断（ゴールドスタンダードに対する胃がんの判定ボックスとの重なり，intersection over union；IOU）である。

> 注）検定仮説：AIモデル群の患者単位における胃がん診断率は，内視鏡専門医群と比べて，5%以内に収まる。

AI群は249人（内視鏡画像1万1,933枚），内視鏡専門医群は251人（内視鏡画像1万1,959枚）の内視鏡画像を読影した。両群とも患者平均年齢は72歳で，男性が55%を占めていた。内視鏡的萎縮が高度（木村・竹本分類open type）な患者は両群とも41%，除菌後の患者は両群とも45%であり，両群間のバランスは厳密に保たれていた。

主要評価項目である患者単位の胃がんの診断率は，AI群100%（49/49人），内視鏡専門医群94.12%（48/51人），群間差5.88%（95%CI 0.58-12.3%，非劣性検定$p < 0.001$）であった（後掲の**図3**参照）。厳密な群間比較解析において，AIの胃がん内視鏡画像診断率は，内視鏡専門医の胃がん診断率と比較し，その診断率は非劣性であることが明らかになった。

AIが診断した胃がん内視鏡画像症例の一部を**図2**に示す。噴門部，胃角から幽門前庭部に至る胃内すべての領域において，AIは胃がん病変の検出が可能であった。病変の進展度別にみると，進行胃がんの診断率（患者単位）は，AI群100%（22/22人），内視鏡専門医群100%（25/25人），早期胃がんの診断率（患者単位）は，AI群100%（27/27人），内視鏡専門医群88.46%（23/26人）であった。早期胃がん，進行胃がん病変いずれにおいても，AI群と内視鏡専門医群の診断率は同様であった。画像単位の胃がんの診断率においても，AI群99.87%（747/748枚），内視鏡専門医群88.17%（693/786枚）と，AI群の診断率は内視鏡専門医群よりも11%高値であった。一方，平均IOUは，AI群84.2%（標準偏差24.6%），内視鏡専門医群97.2%（標準偏差7.9%）であり，内視鏡専門医群は，AI群よりも正確な病変範囲の診断を行っていた（**図3**）。AI群における画像診断の特徴として，より多くの異常所見を検出する傾向がある。この傾向は，AI画像診断における高い偽陽性率に寄与している。これは，現世代のobject detectionモデルの出力形式は，推定確率が高い順

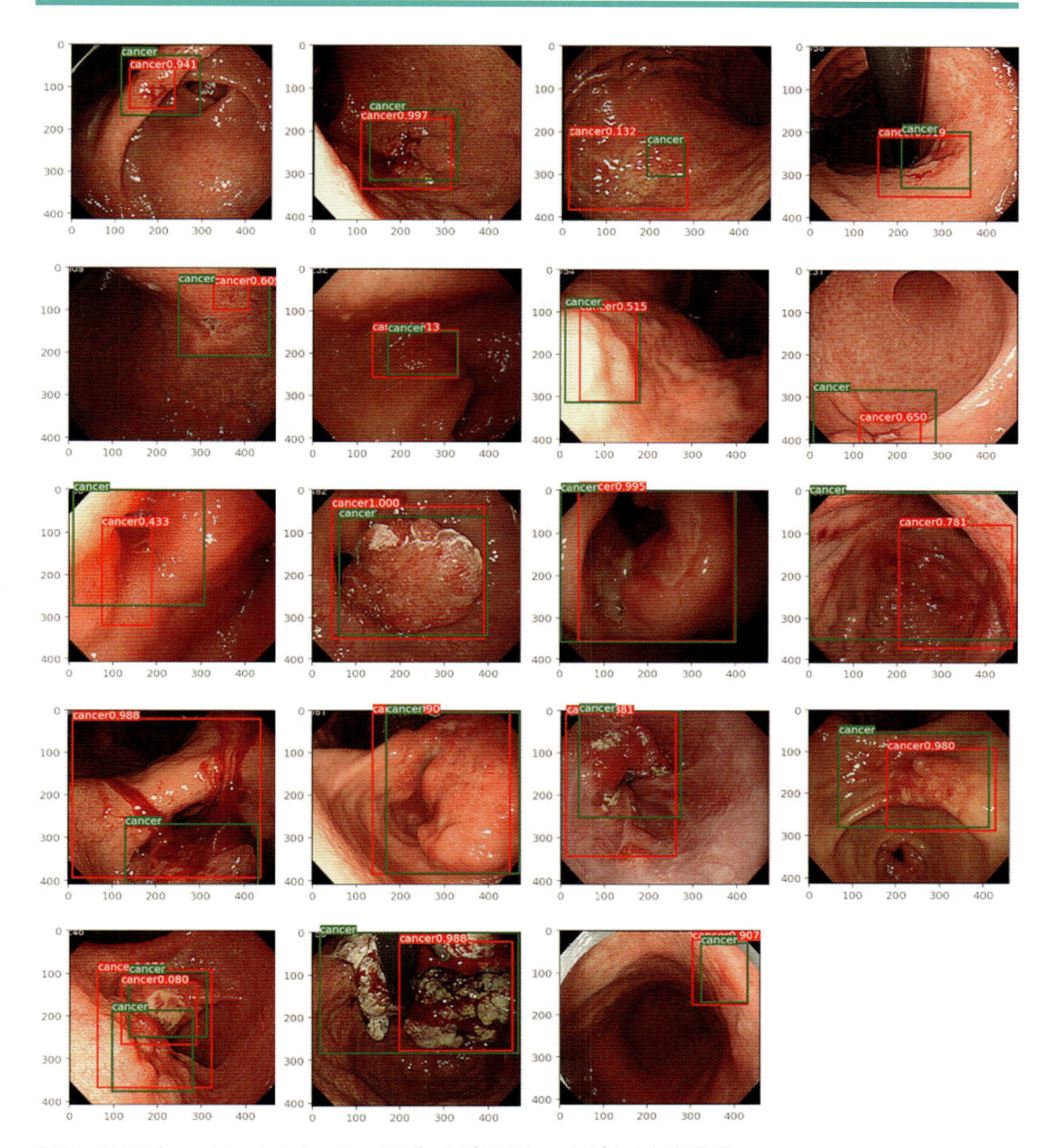

図2　AIモデル（object detectionモデル）が検出した胃がん内視鏡画像
緑色のボックスはゴールドスタンダードの範囲を，赤色のボックスはAIによる胃がんの検出範囲を示す

番に複数の検出ボックスを出力するためである。AIの偽陽性率を低下させるためには，AIモデルの学習に多量の内視鏡画像を用いる必要がある。

　筆者らの研究と同様の結果が，国内外の研究グループから報告されている。国内においては，Ishiokaら[2]が，AI群315人と内視鏡専門医群315人における胃がん診断率の後ろ

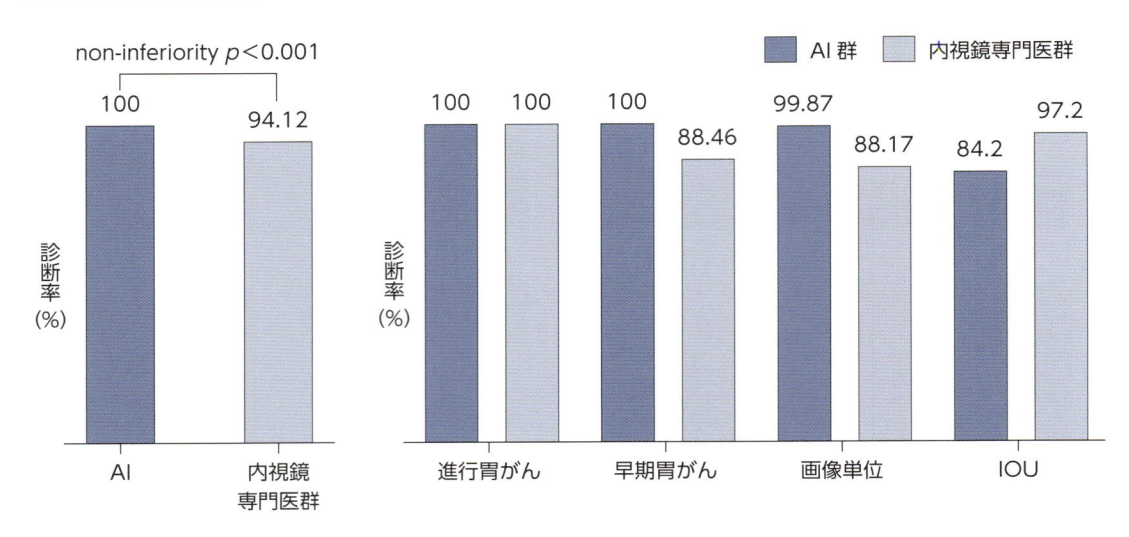

図3 AI群と内視鏡専門医群の胃がん診断率の比較

向きの比較検討を行い，AI群84.7%，内視鏡専門医群65.8%の診断率であり，AI群の診断率が高い（群間差18.9%）ことを報告している。海外においては，Wuら[3]がランダム化比較試験を行い（AI群907人，内視鏡専門医群905人），胃がん診断率はAI群93.9%，内視鏡専門医群72.7%で，AI群の診断率が高い（群間差21.2%）という結果を報告している。複数の患者集団において，AI群の胃がんの診断率は，内視鏡専門医群より10〜20%高いことが明らかになり，AIを用いた胃がん内視鏡診断の実臨床への有用性が示唆されている。

実臨床における内視鏡AIの活用の可能性

筆者らは，AIモデルの実臨床への活用について，以下の3つの可能性に期待している。

1) 胃がん内視鏡検診

1つ目は，胃がん内視鏡検診への活用である。わが国で実施されている胃がん内視鏡検診は，精度管理を行うために，内視鏡実施医による一次読影に加えて，別の内視鏡専門医による二次読影を実施している。AIモデルは，規則的に収集された画像デジタルデータに対して，短時間に高精度の画像診断を行うことが可能であり，二次読影の補助診断ツールとして期待される。

2) 遠隔医療

2つ目は，遠隔医療への活用である。セキュリティが担保されたインターネット・クラウドを活用することで，内視鏡画像診断AIは，内視鏡検査の実施場所を問わずに補助画像診断を行うことができる。現在行われている対策型胃がん検診における二次読影は，胃がん検診の精度管理に非常に重要であるが，実施にあたり多くの人的・時間コストを要する。わが国において，内視鏡専門医数は地域間差が大きい。特に都市部から遠方の地域においては，

二次読影を担う内視鏡専門医の確保が課題となっている。これらの課題に対応するために，筆者らが実施した，長崎県の対策型胃がん内視鏡検診の二次読影に関する研究の取り組みを以下に紹介する[4]。

　胃がん診断AIモデルは，object detectionモデルを使用した。AIモデルを最適化するため，長崎県の胃がん検診実施施設と同じ内視鏡検査環境で撮像された胃がん画像を用いて追加学習を実施した。長崎県で実施された胃がん検診内視鏡画像データを，クラウド環境にて東京の研究実施場所に転送し，AI内視鏡画像診断を行った。診断結果はクラウド環境を通して，長崎県の胃がん検診実施施設に転送した。AI内視鏡画像診断の結果は，陽性所見（胃がんの病変検出ボックスが描画された内視鏡画像）と陰性所見に分類した。

　65人の内視鏡画像データのAI診断を行い，受診者1人当たりの平均内視鏡画像枚数は66.6枚であった。AI内視鏡画像診断の結果，陽性所見の平均内視鏡画像数は3.6枚，陰性所見の内視鏡画像数は63.0枚であった。AIが検出した早期胃がん，進行胃がん，胃悪性リンパ腫の内視鏡画像を**図4**に示す。AI内視鏡画像診断を行うことで，二次読影で精査を要する画像を受診者1人当たり平均3枚程度に絞り込むことが可能であった。これらの結果から，

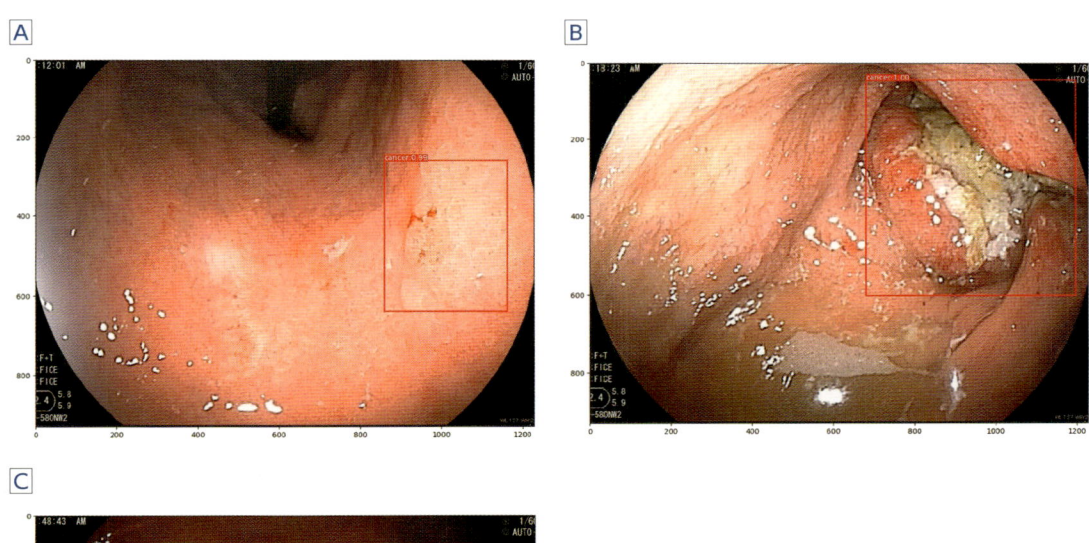

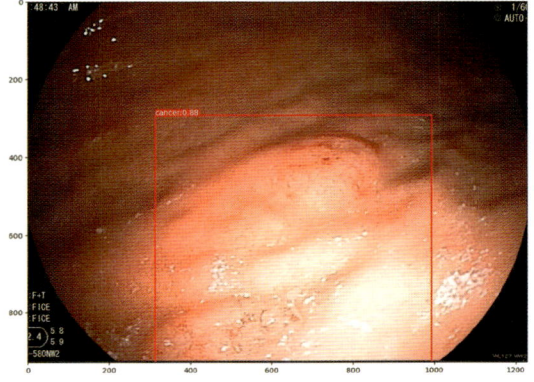

図4　AIが検出した病変画像
A：早期胃がん
B：進行胃がん
C：胃悪性リンパ腫
赤色のボックスはAIによる胃がんの検出範囲を示す

AI内視鏡画像診断モデルを対策型胃がん検診の二次読影に活用することで，二次読影の診断精度の向上や，人的・時間コストの削減の可能性が期待される。

3) 画像生成

3つ目は画像生成である。画像生成により，疾患の病態解明のためのシミュレーションやトレーニングを目的とした疾患画像の生成が可能になる。筆者らが作成した胃がん生成モデルの取り組みを以下に紹介する[5]。

胃がん内視鏡画像6万2,169枚（1万7,471人）のデータを用いて，diffusionモデルを用いた画像生成モデルの構築を行った。作成したdiffusionモデルの評価のバリデーション解析として，AIモデルから生成した胃がん内視鏡画像20枚，オリジナルの胃がん内視鏡画像20枚，非がん内視鏡画像60枚の計100枚の内視鏡画像データセットを作成し，2人の内視鏡専門医による読影を行った。内視鏡医による判定では，生成胃がん内視鏡画像，オリジナル胃がん内視鏡画像診断に対する感度，非がん内視鏡画像診断の特異度を算出した。

diffusionモデルは，もとの内視鏡画像にガウスノイズを加えてガウス分布を作成し，作成したガウス分布からノイズを除いていくことで，新しい内視鏡画像を生成する。

胃がん生成モデルの構築には，1,359時間を要した。1，5，10，100，1,000回目の学習経過の生成画像を**図5A**に示す。diffusionモデルにおける胃がん内視鏡画像の生成の当てはまりは良好であった。わずか10回の学習経過にて，胃の構造が正確に反映された内視鏡画像が生成されていた。バリデーション解析に用いた生成胃がん内視鏡画像を**図5B**に示す。生成モデルの学習には，胃がん部の近接内視鏡画像やIEE画像が多く含まれていたため，生成胃がん内視鏡画像は，近接内視鏡画像が多く生成されていた。

バリデーション解析における，2人の内視鏡専門医による生成胃がん内視鏡画像診断の感度は35～100％，オリジナルの胃がん内視鏡画像診断の感度は82.5～100％，特異度（非がん内視鏡画像診断）は85～100％であった。胃がん生成画像の精度は高く，今後，様々な病態の画像予測モデルの構築や分類診断用AIの学習への応用が期待される。

本コラムでは，胃がんの内視鏡画像診断に焦点を当て，最新のAIモデルの診断精度，内視鏡医との診断率の直接比較に関する研究報告，生成AIモデルについて概説を行った。今後，AI内視鏡画像診断研究の結果は，診断の精度管理の向上に寄与していくと考えられる。

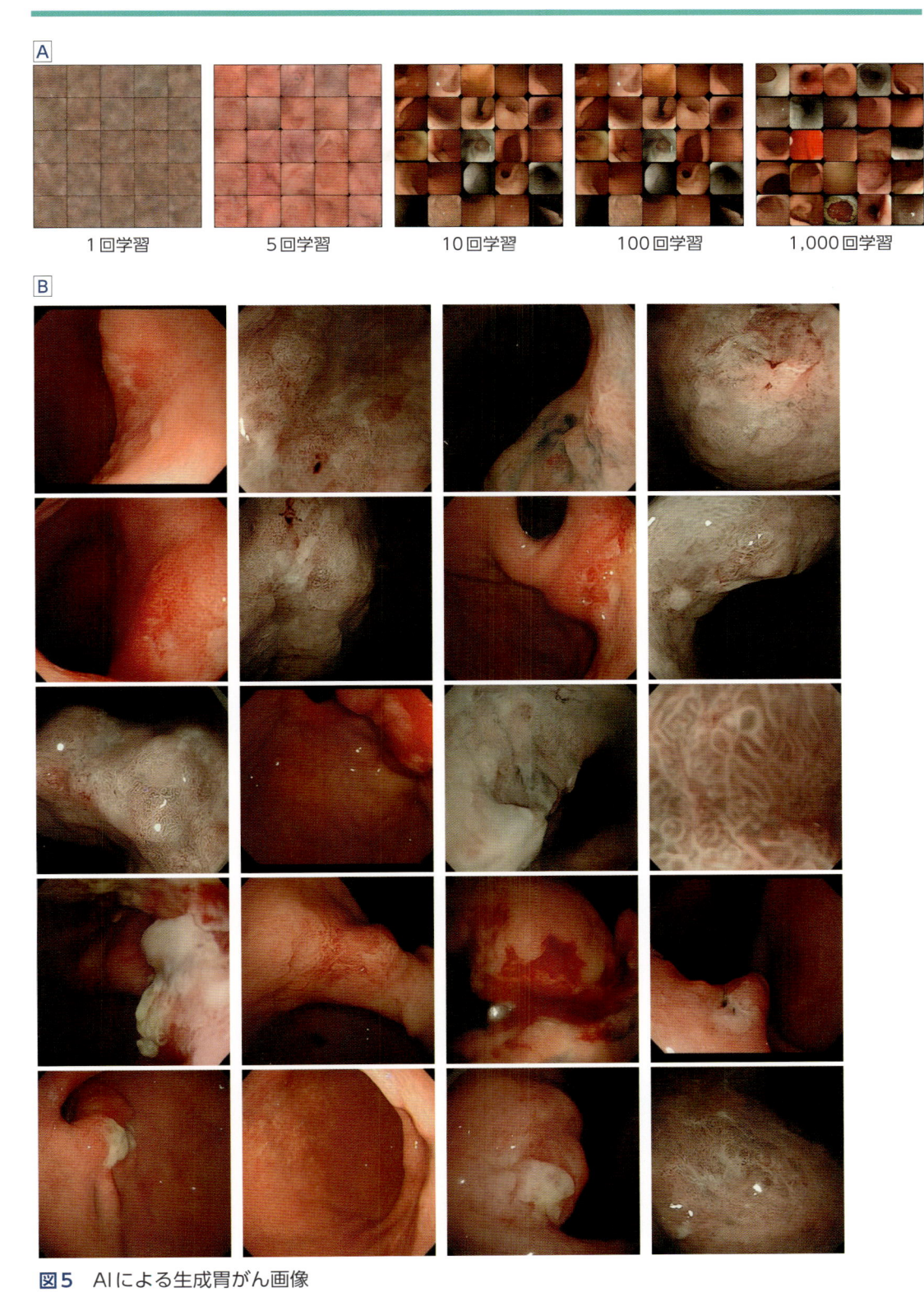

図5 AIによる生成胃がん画像
A：1, 5, 10, 100, 1,000回目の学習経過
B：バリデーション解析に用いた生成胃がん内視鏡画像

A欄ラベル：1回学習　5回学習　10回学習　100回学習　1,000回学習

文献

1) Niikura R, et al:Artificial intelligence versus expert endoscopists for diagnosis of gastric cancer in patients who underwent upper gastrointestinal endoscopy. Endoscopy. 2022;54(8):780-4.

2) Ishioka M, et al:Performance of an artificial intelligence-based diagnostic support tool for early gastric cancers:Retrospective study. Dig Endosc. 2023;35(4):483-91.

3) Wu L, et al:Effect of a deep learning-based system on the miss rate of gastric neoplasms during upper gastrointestinal endoscopy:a single-centre, tandem, randomised controlled trial. Lancet Gastroenterol Hepatol. 2021;6(9):700-8.

4) 新倉量太, 他:対策型胃がん検診における人工知能, AIの可能性. 総合健診. 2023;50(1)96.

5) 新倉量太, 他:胃がん内視鏡画像生成AIモデルの構築. Gastroenterol Endosc. 2023;65(Suppl 2):1849.

新倉量太

索 引

編著

河合　隆 (かわい たかし)
東京医科大学消化器内視鏡学 主任教授

[略歴]
1984年　東京医科大学卒業
1988年　東京医科大学大学院修了
1988年　東京医科大学病院第4内科 (現 消化器内科) 入局
1999年　東京医科大学 講師
2003年　東京医科大学病院内視鏡センター 部長
2005年　東京医科大学 助教授
2008年　東京医科大学 教授
2016年　現職

[資格]
日本内科学会総合内科専門医, 認定内科医, 指導医
日本消化器病学会専門医, 指導医
日本消化器内視鏡学会専門医, 指導医
日本消化管学会専門医, 指導医
日本総合健診医学会人間ドック健診専門医
日本消化器がん検診学会総合認定医, 指導医
日本がん検診・診断学会がん検診認定医
American Gastroenterological Association Fellowship (AGAF)
Fellowship of American College of Gastroenterology (FACG)
Fellowship of Japan Gastroenterological Endoscopy Society (FJGES)

[所属]
日本がん検診・診断学会理事長
日本ヘリコバクター学会理事 (副理事長)
日本高齢消化器病学会理事 (副理事長)
日本消化器内視鏡学会理事
日本潰瘍学会理事
日本ガットフレイル会議理事
日本消化器病学会財団評議員
日本消化管学会代議員
日本消化器がん検診学会代議員
東京都生活習慣病検診管理指導協議会がん部会委員
Editorial Board of Journal of Clinical Medicine
Editorial Board of Therapeutic Advances in Gastroenterology

㊢ 最新 *H. pylori* 陰性
胃がん・胃炎の
内視鏡診断ガイド

定価（本体6,500円＋税）
2024年12月21日　第1版

編著者　河合　隆
発行者　梅澤俊彦
発行所　日本医事新報社　www.jmedj.co.jp
　　　　〒101-8718　東京都千代田区神田駿河台2-9
　　　　電話（販売）03-3292-1555　（編集）03-3292-1557
　　　　振替口座　00100-3-25171
印　刷　ラン印刷社
© Takashi Kawai　2024　Printed in Japan
ISBN978-4-7849-1354-1　C3047　¥6500E

電子版のご利用方法

巻末袋とじに記載されたシリアルナンバーを下記手順にしたがい登録することで，本書の電子版を利用することができます。

■1 日本医事新報社 Web サイトより会員登録（無料）をお願いいたします。

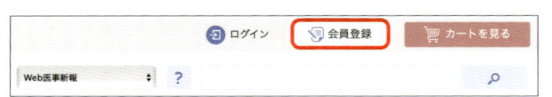

会員登録の手順は弊社 Web サイトの Web医事新報かんたん登録ガイドをご覧ください。

https://www.jmedj.co.jp/files/news/20191001_guide.pdf

（既に会員登録をしている方は**■2**にお進みください）

■2 ログインして「マイページ」に移動してください。

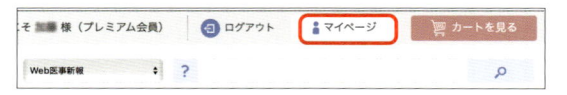

■3 「未登録タイトル（SN登録）」をクリック。

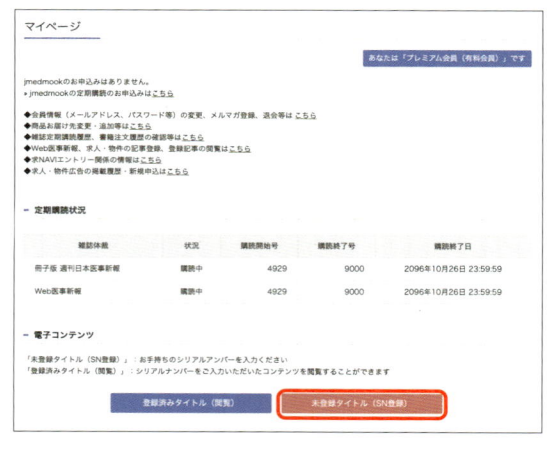

■4 該当する書籍名を検索窓に入力し検索。

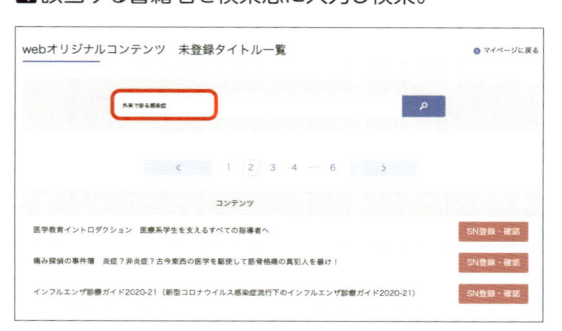

■5 該当書籍名の右横にある「SN登録・確認」ボタンをクリック。

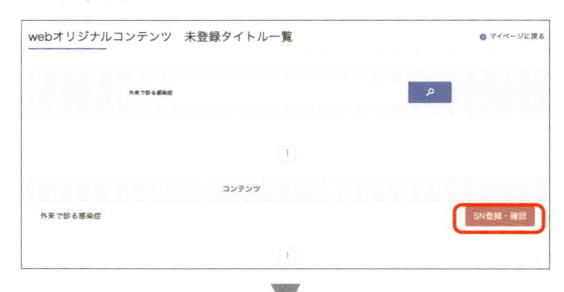

■6 袋とじに記載されたシリアルナンバーを入力の上，送信。

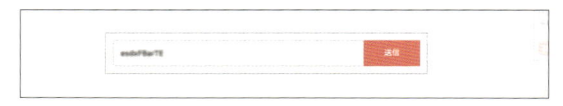

■7 「閉じる」ボタンをクリック。

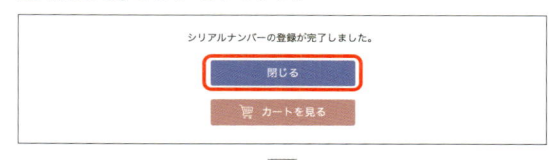

■8 登録作業が完了し，**■4**の検索画面に戻ります。

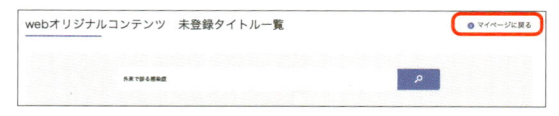

【該当書籍の閲覧画面への遷移方法】

① 上記画面右上の「マイページに戻る」をクリック
　➡**■3**の画面で「登録済みタイトル（閲覧）」を選択
　➡検索画面で書名検索➡該当書籍右横「閲覧する」
　ボタンをクリック
　または

② 「書籍連動電子版一覧・検索」*ページに移動して，書名検索で該当書籍を検索➡書影下の「電子版を読む」ボタンをクリック

https://www.jmedj.co.jp/premium/page6606/

＊「電子コンテンツ」Topページの「電子版付きの書籍を購入・利用される方はコチラ」からも遷移できます。

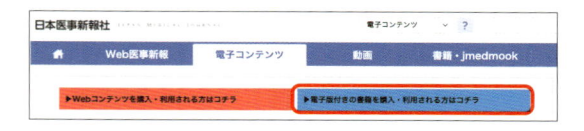